齐鲁名医经验传承丛书

吉中强

【学术经验辑要】

主审　吉中强

主编　纪文岩　周景想

山东科学技术出版社

图书在版编目（CIP）数据

吉中强学术经验辑要/纪文岩,周景想主编. —济南:山东科学技术出版社,2019.9（2021.1重印）

ISBN 978-7-5331-9936-4

Ⅰ.①吉… Ⅱ.①纪… ②周… Ⅲ.①中医学—临床医学—经验—中国—现代 Ⅳ.①R249.7

中国版本图书馆 CIP 数据核字(2019)第 195867 号

吉中强学术经验辑要
JIZHONGQIANG XUESHU JINGYAN JIYAO

责任编辑：马　祥
装帧设计：孙非羽

主管单位：山东出版传媒股份有限公司
出 版 者：山东科学技术出版社
　　　　　地址：济南市市中区英雄山路 189 号
　　　　　邮编：250002　电话：（0531）82098088
　　　　　网址：www.lkj.com.cn
　　　　　电子邮件：sdkj@sdcbcm.com
发 行 者：山东科学技术出版社
　　　　　地址：济南市市中区英雄山路 189 号
　　　　　邮编：250002　电话：（0531）82098071
印 刷 者：北京时尚印佳彩色印刷有限公司
　　　　　地址：北京市丰台区杨树庄103号乙
　　　　　邮编：100070　电话（010）68812775

规　格：16 开（710mm×1000mm）
印　张：10　字数：142 千
版　次：2021 年 1 月第 1 版 第 2 次印刷
定　价：40.00 元

序　言

　　中医药是中华民族的文化瑰宝，为中华民族繁衍兴盛做出了巨大贡献。结缘中医数十载，深知"悬壶济世、仁心仁术"之理，深感中医药学"博大精深、奥妙无穷"之道。

　　吉中强教授曾任青岛市中医医院院长，有着深厚的中医理论功底，多年来用心钻研学术，博采众家之长，在临床实践中思考、研究、提炼、再实践，形成了自己的学术思想特点。他强调中西医并重，相互促进，共同发展，师古创新，从气血痰瘀角度研究血瘀与血栓病，治疗疾病注重调畅气血，尤为重视理气药在活血化瘀疗法中的重要作用。

　　师带徒是符合中医药发展规律的人才培养方式，是传承发展中医的重要环节。近年来，吉中强教授传承带徒，把医门传薪视为天职，把个人临床经验和学术思想，毫不保留地传授后辈，指导全体工作室成员共同努力，使工作室成员在临床实践和学术理论探讨上有了长足的进步。《吉中强学术经验辑要》就是吉中强教授团队成员数年来在跟师继承和学习后整理、撰写而成的，充分体现了他们的学习心得和对指导老师学术思想的理解。此书既是传承的成果验证，也是启迪医学的重要参考书。

　　书将付梓，作序为贺。

史载祥

2019 年 7 月

前　言

吉中强教授出生于1954年，1977年考入山东中医学院（现山东中医药大学）中医系。作为恢复高考后的第一届大学生，他深感学习机会的来之不易，在校期间勤奋好学、品学兼优，潜心中医事业40余年，通晓中西，学验俱丰，在中西医结合防治心血管疾病领域积累了丰富的临床经验，擅长诊治各种心血管疾病及其他内科疑难杂病等，特别是在血栓病研究及临证方面有很高的学术造诣。他重视气血理论，用现代科学手段与中医气血理论相关联进行了血栓病相关的一系列研究。这些研究丰富了中医学的气血理论，也完善了他个人重视气血理论的思想体系。

吉中强教授孜孜不倦，集古今医家学术之长，见解精辟独特；诊察仔细认真，四诊及辅助检查合参，务求诊断明确；治疗随证制宜，用药奇巧而有章法，医嘱耐心周到。他长期工作在临床一线，治学严谨，医德高尚，为人正直坦诚，临证患者至上，为年轻医生树立了榜样。

本书概要介绍了吉中强教授40多年的学术思想和临证实践经验。书中汇集了吉教授对内科病证独到的见解和学术特色、常用治法、临证经验、方药传真、方证传真、医案选编、医论医话、科研成果、自制制剂、大事记等。

本书得到了山东科学技术出版社的大力帮助。感谢参与本书编写的工作室成员、各级传承人等，也感谢吉教授的悉心指导。本书力求全面准确地反映吉教授的学术经验，但疏漏之处在所难免，请各位读者不吝指教！

衷心感谢吉教授对学生的严格要求和毫无保留地传授宝贵经验与专长！衷心感谢各级领导、同事以及山东科学技术出版社的大力支持与帮助！

编者

2019 年 7 月

目　　录

吉中强教授成才之路

　　吉中强教授历任青岛市人民医院、青岛市海慈医疗集团总院长，兼青岛市中医医院院长、青岛市海慈医院院长、青岛市黄海医院院长。主任医师，山东中医药大学、青岛大学兼职教授、博士生导师、心血管科学科带头人，全国第五批老中医药专家学术经验继承工作指导老师，享受"国务院政府特殊津贴"，荣获"首届中国医师奖""山东省十大名医""全国优秀科技工作者""全国医药卫生系统先进个人""首届山东省名中医药专家""青岛市专业技术拔尖人才""青岛市中医药名家"等荣誉称号，是全国中医标准化技术委员会委员，兼任中华中医药学会血栓病分会主任委员、中国中西医结合学会活血化瘀专业委员会副主任委员、山东中西医结合学会副会长及活血化瘀专业委员会主任委员、山东中医药学会副会长及心脏病专业委员会副主任委员、青岛市中西医结合学会理事长、青岛市中医药学会副理事长、青岛市医学会老年医学专科分会主任委员等职。

　　吉教授作为国家级重点专科——青岛市中医医院心血管科的学术带头人，为科室的学科建设及专业技术人才的培养做出了贡献。他长期工作在临床一线，治学严谨，医德高尚，为人正直坦诚，临证患者至上，不论贫富贵贱，一视同仁，经常义务健康宣教，参加义诊，工作再忙也是心系患者，经常在节假日查病房，为抢救急危重患者而夜宿医院，深受患者好评，也为年轻医生树立了榜样。吉教授经常对年轻医生说："做医生宁肯亏待自己，不能失信于病人。"正如孙思邈所说："医道乃至精至微之事，习医之人须博极医源，精勤不倦，乃成精诚大医"，他经常用这句话鞭策自己。

一、勤奋好学，扎实进取

吉中强教授出生于 1954 年，1977 年考入山东中医学院（现山东中医药大学）中医系，作为恢复高考后的第一届大学生中的一员，吉中强教授深知学习机会的来之不易。在校期间，他勤奋好学，品学兼优，认真、系统地学习了中医四大经典，涉猎各种中医古籍，同步研习西医各学科基础及临床，并严格训练自己临床各科的理论与实践，熟练地掌握了日语，为日后的临床工作及出国学习打下了坚实的基础。1982 年他毕业分配至青岛市人民医院中医科工作，师从岛城名医学习。多年的临床一线工作锻炼了他扎实的中医、西医基本功。他勤于思考，努力钻研业务技术，40 岁时就成为科室主任。工作之余，他刻苦学习日语，经考试选拔，获得了公派留学的机会，于 1990～1992 年留学于日本广岛大学医学部。两年的异国学习弥补了他作为临床医生基础研究的不足，获得了医学科学研究的启迪，为日后对中医药的科研工作打下了坚实的基础。

二、学贯中西，勤于实践

吉中强教授潜心临床与科研三十余年，通晓中西，学验俱丰，在中西医结合防治心血管疾病领域积累了丰富的临床经验，擅长中医、中西医结合诊治各种心血管疾病、血栓性疾病、老年病及其他内科疑难杂病等，特别是在血栓病研究及临证方面，有很高的学术造诣。吉教授既重视中医学习，又不放松现代医学的学习。

中医方面，他熟读经典，上到《黄帝内经》（以下简称《内经》）《伤寒论》《金匮要略》《神农本草经》，下及历代名家著作，尤其对王清任等名家著述，用心钻研，博采众长，有深厚的中医理论功底，遣方施治常效如桴鼓，并为日后在血瘀证及活血化瘀领域的突出贡献奠定了基础。吉教授赞同中西医汇通大家张锡纯的学术观点，精研《医学衷中参西录》，他常教导我们青年中医大夫，说："中医医生一定要熟读经典，经典中的理论是古代医家长期实践的总结，祖国医学博大精深，作为中医医生如果不读经典，不懂经典，是不能成为优秀的中医大夫的。"

西医方面他熟练掌握临床医学内科常见病、多发病及疑难杂症的诊断、治疗，以及急危重症的救治技术。他动手能力极强，可熟练进行肺穿刺活检、心包穿刺、腰穿、骨穿、胸穿、腹穿、深静脉置管等技术。他严格要求青年中医大夫加强西医临床技能的训练，做到中西医技能都过硬。面对现在的医疗环境，现代中医医院的规模越来越大，他认为没有足够的现代技术支持是不行的。他带领临床医师成功抢救了急性心衰、消化道出血、感染性休克、心包填塞、喉头水肿窒息等临床急症患者，展现了过硬的医学功底，为年轻医生树立了学习的榜样。他凭借高深的理论基础和过硬的临床技能获得了青岛大学医学院硕士研究生导师、山东中医药大学兼职教授、博士生导师资格，并获得首届中国医师奖、首届山东省十大名医等称号。

吉教授常教导年轻人学习要努力，不断完善自己。从吉老的经历可深刻体会到他经常说的一句话——"机会总是留给有准备的人的"。

三、西为中用，开拓创新

吉中强教授铭记"学而不思则罔，思而不学则殆"，他勤于思考，创新发展，在西医道路上的驰骋丝毫没有动摇他对中医的坚守。相反，这更加坚定了他弘扬中医的信心，使他发现了更多的中医理论和临床经验的合理性、先进性，也正是由于对中医宏观整体思维和西医局部微观思维的全盘掌握，使他能在这两种思维方式间转换，寻找传统中医药学和现代科学的契合点，通过掌握的先进的技术及研究方法来进行和验证中医药研究，使中医理论具体化、客观化，提升和推进了中医药学发展。

长期以来，中医药工作者致力于血瘀证和活血化瘀研究来防治心血管疾病，取得了令人瞩目的成就。吉教授通过对记载瘀血的历代文献的梳理，结合现代医学的观点，阐释和发挥了血瘀证在疾病发展中的病机演变、治疗法则，对理气药、活血化瘀的方剂和药物有了进一步的认识。

他重视中医气血理论，用现代医学血液指标与中医血瘀理论相关联进行研究，着眼于冠心病一级、二级预防和治疗，运用现代手段进行了血瘀证、活血化瘀、理气活血等方向的系列研究。他先后发表论文40余篇，主持完成 10 余项研究课题，其中在中药调脂领域先后进行了"通脉降脂 1 号调整血脂和抗血小板聚集的临床和实验研究""调脂中药抗血小板聚集和对红细胞流变性影响的实验研究"，都获得了山东省科技进步三等奖。通脉降脂 1 号作为院内制剂使用，受到百姓的欢迎。吉中强教授带领课题组系统进行了"理气药对血栓前状态危险因子影响的实验研究""枳实对血栓前状态危险因子影响的研究"，发现枳实等理气类中药的活血化瘀作用，分别获中华中医药科技进步二等奖、三等奖，"新血府逐瘀汤干预高血压心肌纤维化及血栓形成危险因子相关性的研究"获 2012 中华中医药科技进步三等奖，"新血府逐瘀软胶囊对冠心病血瘀征象及血管新生的影响"获 2014 山东省中医药科学技术奖一等奖。这些研究为中医气血理论提供了实验及试验依据，丰富了中医学的气血理论，也进一步完善了他个人重视气血的理论思想体系。

吉中强教授主要学术思想

吉中强教授非常重视中医经典的学习，遍读历代名家著作，为临证打下了深厚的中医理论基础。尤其对王清任的《医林改错》、张锡纯的《医学衷中参西录》等名家著述，用心钻研，博采众长，在临床中实践、思考、研究、提炼、再实践，形成了自己的学术思想。

一、整体观念，尤重人与社会的整体观

《内经》强调整体观，不仅人体自身是有机整体，人与自然也是统一整体。吉中强教授秉承《内经》整体观念及天人合一的理论，坚持因人、因时、因地的治疗原则，尤其重视人与社会的整体观。

（一）人体自身的整体观

《内经》强调整体观念，人体以五脏为中心，通过"内属于脏腑，外络于肢节"的经络系统，把全身组织、器官联系成有机整体，通过精、气、血和津液的作用，完成机体功能活动。人体各部之间不可分割，功能上相互协调、相互为用。《内经》将人体生理平衡概括为"阴平阳秘"，正常的生理、病理均借助各个脏腑自身的功能、脏腑之间的协同作用和制约作用来维持。《素问·灵兰秘典论》曰："心者，君主之官也，神明出焉。肺者，相傅之官，治节出焉。肝者，将军之官，谋虑出焉。胆者，中正之官，决断出焉。膻中者，臣使之官，喜乐出焉。脾胃者，仓廪之官，五味出焉。大肠者，传导之官，变化出焉。小肠者，受盛之官，化物出焉。肾者，作强之官，伎巧出焉。三焦者，决渎之官，水道出焉。膀胱者，州都

之官，津液藏焉，气化则能出矣。凡此十二官者，不得相失也。"说明五脏六腑是一个统一的整体。

吉中强教授从《内经》的整体观出发，依据五脏间、脏腑间的生理、病理关系，结合《内经》对气血的认识，认为人体疾病的发生往往非独脏之病，常见五脏气血失调，治疗时，根据五脏间的生克乘侮规律，判断病脏，调整顺应五脏间协调。如在心血管疾病的治疗上除注意心脏本脏气血阴阳盛衰，还应重视其他脏腑气血功能失调对心脏的影响，如肺失宣降、肝失疏泄、脾虚失健、肾虚失摄等，均可影响到心，因此要通调五脏气血，协调脏腑气血功能，才能取得良好疗效。同时心的病变可以引起肝、脾、肺、肾其他脏腑的功能失调或亏损，正如："心动则五脏六腑皆摇"所言。除了五脏间关系，还要重视脏腑间关系，脏腑表里是由各脏腑所属的经络相互联接，在生理上相互作用的。《素问·血气形志》云："足太阳与少阴为表里，少阳与厥阴为表里，阳明与太阴为表里，是为足之阴阳也。手太阳与少阴为表里，少阳与心主为表里，阳明与太阴为表里，是为手之阴阳也。"如肺与大肠互为表里，《灵枢·本输》说："肺合大肠。大肠者，传道之府"，是说肺主治节肃降、通调水道功能正常，则大肠之传道功能正常，所以临床可以通过通腑泄浊来治疗肺系的疾病。这体现了脏与腑的整体性。

（二）人与社会的整体观

吉教授重视人的社会性，认为人与社会存在着整体性，注意社会因素对人身心的影响。人的心理与精神、心情、工作、生活压力密切相关，可以影响躯体疾病的发生与发展。中医关注于人，注重人的主观感受，除了生理，还关注心、神，关注自然，并把人的七情太过与不及与五脏功能异常相联系，如《素问·阴阳应象大论》说："怒伤肝""喜伤心""思伤脾""忧伤肺""恐伤肾"，均表明了中医学对人的心理在疾病的演变过程中作用的重视。现代医学在经历长期地关注于局部、微观治疗观念以来，发现这种治疗观念并不能治愈所有疾病，比如心肌梗死的患者植入支架后，部分患者仍表现有胸痛、胸闷、乏力的症状；有些患者全身体检未发现异常，但仍有疼痛、失眠、乏力等症状，严重影响患者的生活质量和精神状态。近年来，现代医学正在向"生物—心理—社会"模式转变，人们开始关注心理、社会因素对人身心的影响，这与中医的理念相吻合。医学治疗的目标既要改善躯体健康，又要改善心理健康，这样才能提高患者的生活质量。吉教授特别重视七情在疾病过程中的作用，注重"气"的影响，认为中医的"气"有生理功能的含义，精神、情绪、社会人属性等因素能够对人体的"气"产生影响，严重的可以导致疾病的发生。吉教授在诊疗中非常关注患者的心理健康，四诊时悉心洞察患者是否有情志的致病因素，针对有情志致病表现的患者，诊疗有如下治疗特点。

1. 倾听　焦虑的患者就诊时叙述病情常事无巨细，吉教授不论多忙，总是认真倾听患者陈述，并恰当引导。做一个耐心的听者，可以发现疾病的诱因，便于诊断；可以获得患者的信任，增强药物的疗效；可以让患者尽情倾诉，抒发情感，起到一定的辅助治疗作用。

2. 释疑　这类患者往往对自己的躯体过度关注，由于医学知识的不足，常有诸多疑问。面对这类患者的各种问题，有时甚至是可笑的问题，吉教授都是认真解答，认真向患者解释目前的状态，让其正确认识自己的身体状态、疾病状态，或打消顾虑，或坚定治疗的信心。

3. 调治　根据患者的症状、舌象、脉象等临床资料，四诊合参，综合调治。治疗上选方用药多考虑患者的心理因素，重视肝气的条达，常选用柴胡、香附、郁金、延胡索等理气之品。

吉教授曾治疗一女性，50岁，赴澳大利亚看望出国多年的女儿，回国后失眠、心慌、心悸、乏力、烦躁易怒、纳差、消瘦，各种检查无异常，医生建议她去看精神科医生，患者压力很大，不停地问："大夫，我这是得了什么病？""大夫，我是不是精神不好？""我是不是抑郁症？"吉教授在与她攀谈中，了解到患者女儿出国多年，国外的生活习惯与国内不同，患者看不惯，便与女儿产生了冲突。吉教授告诉患者只是身体阴阳不平衡导致了失眠，继而出现了诸多症状，只要调整好睡眠，病就会好的。吉教授结合患者舌红、少苔，脉弦细，开具了天王补心丹加减治疗，一周后患者复诊，症状明显好转，继续服药2周痊愈。这个患者有明显的焦虑抑郁倾向，经过中医辨证为阴虚火旺，给予滋阴清热之剂，加以心理治疗而痊愈，可见重视患者的心理因素非常重要。

（三）天人合一，三因制宜

人与自然是一个有机整体。《内经》阐明人体的结构、功能及生命活动是自然界的一部分，在生理、病理、养生、诊治等方面都受自然环境的影响。《灵枢·岁露》曰："人与天地相参，与日月相应也。"自然的气候变化可以引起疾病，《素问·至真要大论》曰"夫百病之生也，皆生于风寒暑湿燥火，以之化之变也"；四季的变化也能影响人体的生理和病理。《素问·阴阳应象大论》："天有四时五行，以生长收藏……冬伤于寒，春必温病；春伤于风，夏生飧泄；夏伤于暑，秋必痎疟；秋伤于湿，冬生咳嗽。"因此在治疗时要充分考虑天时气候因素。

《内经》："人以天地之气生，四时之法成""逆之则灾害生，顺之则苛疾不起"，明确四时气候的变化对人体的生理、病理的影响，根据不同季节选择不同的治疗、预防原则，顺应春生、夏长、秋收、冬藏的自然规律，按四时季节不同而选择不同药物。张景岳也十分重视三因制宜思想，《景岳全书》载"外感之证，春多升浮之气，治宜兼降，如泽泻、前胡、海石、瓜蒌之属是也。夏多炎热之气，治宜兼凉，如芩连、知、柏之属是也。秋多阴湿之气，治宜兼燥，如苍术、白术、干姜、细辛之属是也。冬多风寒之气，治宜兼散，如防风、紫苏、桂枝、麻黄之属是也。经言岁气天和，即此之类。然时气固不可不知，而病气尤不可不察，若当其时而非其病，及时证有不相合者，又当舍时从证"。《素问·异法方宜论》载："故东方之域，天地之所始生也，鱼盐之地，海滨傍水，其民食鱼而嗜咸，皆安其处，美其食，鱼者使人热中，盐者胜血，故其民皆黑色疏理，其病皆为痈疡，其治宜砭石，故砭石者，亦从东方来……中央者，其地平以湿，天地所以生万物也众。其民食杂而不劳，故其病多痿厥寒热其治宜导引按跷。故导引按跷者，亦从中央出也。"论及沿海居民饮食多鱼多盐而"热中"，与现代对盐敏感性高血压流行病学研究相一致。

吉教授非常强调因人、因时、因地制宜，将《内经》"天人合一"论贯彻于诊疗中。针对患者性别、年龄、职业、体质的不同，参以辨证，如年轻女性多肝郁血虚，体胖男性多痰湿，年长者多肾虚。结合四时的不同，春季常用舒肝之柴胡剂，夏季常配伍化湿之藿香、佩兰等，冬季则多选地黄丸加减以补肾填精。对于慢性稳定性疾病患者，常常于冬至之日起服用滋补膏方，滋养五脏，养精蓄锐，提升来年的生发功能。青岛地区为沿海城市，气候潮湿，食用海鲜较多，用药时多加用清热化湿之剂，且注意调理脾胃，促进水湿的运化。

二、辨病辨证结合，尤重辨证识机

张仲景所著的《伤寒杂病论》熔医学理论与方药为一炉，采撷《内经》《难经》等经典著作，确立了理、法、方、药的理论体系，奠定了中医辨证论治基础，以六经辨伤寒，以脏腑论杂病，使中医基础与临床紧密结合。中医论病，是对疾病发生、发展全过程的特点与规律的概括；证，是对疾病过程某个阶段在个体上的反映。有病始有证，辨病方能识证，识其证而后可施治，故病、证密不可分。医者能辨病，把握疾病之本质及其传变规律，治疗有章可循，不乱阵脚。辨病识证，方为仲景之规矩。

吉教授极为重视《伤寒论》《金匮要略》，认为张仲景用精练的语言给出了诸病、脉、证及并治的规律，其辨证论治思想是中医临床医生进行医疗行为的准则。他认为中医诊疗疾病，要辨病与辨证结合，辨病利于对疾病过程的把握，辨证则反应病变的本质矛盾；在辨病与辨证中更加重视辨证识机，认为对疾病病机的把握是医者遣方用药的基础。

辨病就是疾病诊断，应包含中医诊断及西医诊断。只辨证不辨病，不能从全程上把握疾病，尤其是辨西医的病，比如糖尿病、高血压、肿瘤等疾病早期，患者无临床症状可辨，但诊断已经成立，就应该开始治疗。同样，有些疾病经过辨证论治后症状改善，虽然现代医学指标异常，也仍然需要治疗。因此，吉教授认为要做到不误治，必先做到不误诊，主张辨病辨证结合互参。现代医学的发展，已在疾病的诊断与鉴别诊断方面卓有优势，中医重视整体宏观辨证，西医辨病重视局部微观，现代临床中医医生除了采集四诊资料，还要借助测血压、血液生化指标、心电图、B超、

CT、MRI等检查手段正确诊断，并可以使治疗目标客观化。但是仅仅依靠现代检查做到西医的辨病，按照西医的生理病理来用药是不可取的。比如动脉粥样硬化的病理包括炎症学说，如果脱离辨证，仅仅加用清热解毒的药物是不会有好的临床疗效的。一定要在中医理论指导下辨证论治，用中医思维确立理法方药，这样才能取得疗效。由于现代医学的实验研究在现阶段并不能说明所有的疾病现象，所以临床上对疗效的最终把握是至关重要的，而千百年来中医的经验都是来自临床的验证。

对于中医诊断来说，吉教授认为辨病和辨证都非常重要，他更重视辨证，注重抓病因病机，认为治法从病机出，方剂依治法制，疾病的疗效关键在于病机的把握，病机抓准了，便是成功的第一步。中医治病主要不是着眼于病，而是着眼于病的人的主观感受。如治疗心悸，临床上可见心脾两虚、肝火扰心、水气凌心、气阴两虚、心血瘀阻等证，从而选用相应的方剂治疗；而眩晕、水肿、失眠等不同类型的病，只要是心脾两虚的证候，就可以采用补益心脾的同种治疗方法。临证要遵循"观其脉证，知犯何逆，随证治之"的原则。在临床治疗时，只要辨证准确，不管辨病如何，可以"同病异治"或"异病同治"。教授曾经治疗一名气滞血瘀型胸痹心痛患者，给予血府逐瘀汤加减，治疗2个月，不仅胸痛缓解，后背上多年的核桃大的脂肪瘤也消失了。心绞痛和脂肪瘤是两种病，却用一个方治好了，究其原因，乃辨证准确，异病同治尔。

三、衷中参西，研究血瘀及活血化瘀理论

吉中强教授的从医路上，始终潜心于对经典的研读，在《内经》《伤寒杂病论》气血理论、血瘀理论的基础上，在王清任活血化瘀学术思想、张锡纯衷中参西思维模式的启发下，再加上对现代医学研究方法的掌握，使他对活血化瘀理论有了进一步的阐发。他认为中医药学是经过长期临床实践的经验医学，我们既要继承传统中医药，又要利用好现代研究手段去发展中医药，彰显中医药的精华，促进中医药的发展。

（一）认识血瘀证与血栓病

《素问·调经论》记载："人之所有者，血与气耳……气血正平，长有

天命。""五脏之道皆出于经隧……以行气血,血气不和,百病乃变化而生。"《内经》强调了气血的重要性,认为疾病的发生源于气血的病变,气血失和是疾病产生的根本原因,在治疗上以调和气血为基本原则。《素问·至真要大论》云"谨守病机,各司其属……必先五脏,疏其血气,令其条达,而致和平""必先度其形之肥瘦,以调其气之虚实,实则泻之,虚则补之,必先去其血脉,而后调之""坚者削之,结者散之,留者攻之",初步建立了气血理论,奠定了气血理论的基础,指出调和气血的最终目的是使人体气血畅通,气血相随。

血瘀学说始于《内经》。《内经》中载有"血脉凝泣""恶血""留血""脉不通"等。血瘀是临床常见的基本病变,血瘀可以使脉络痹阻、气血不畅、湿浊内生、气机阻滞,使脏腑功能失调,瘀血日久可以入络,从而形成虚虚实实的病理状态,成为病势转化的重要因素。瘀血是在疾病过程中受各种因素影响而形成的,形成之后,即会影响全身或局部的血液循环,产生疼痛、出血,或是经脉瘀塞不通而发生癥积,亦可因"瘀血不去,新血不生"而成为引起其他疾病的原因。因此,瘀血既是病理产物,又是一种继发的内在致病因素。无论外感内伤、新病宿疾,血瘀都是常见的基本病变。血行脉中,循环不息,人体各脏腑组织都有瘀血为患的可能。这就决定了瘀血致病具有影响部位广泛、症状复杂多变的特点。

张仲景在《金匮要略·惊悸吐衄下血胸满瘀血病脉证治》提出"瘀血"病名,并记载有"蓄血""干血"之称,载有"病人胸满,唇痿舌青,口燥,但欲漱水不欲咽,无寒热,脉微大来迟,腹不满,其人言我满,为有瘀血";"病人如热状,烦满,口干燥而渴,其脉反无热,此为阴伏,是瘀血也,当下之";《伤寒论·辨太阳病脉证并治》:"太阳病不解,热结膀胱,其人如狂,血自下,下者愈";《金匮要略·血痹虚劳病脉证治》:"五极虚劳羸瘦,腹满不能饮食,食伤,忧伤,饮食伤,房室伤,饥伤,劳伤,经络营卫气伤,内有干血……大黄䗪虫丸主之"。张仲景在《金匮要略·疟病脉证并治》《金匮要略·胸痹心痛短气病脉证并治》《金匮要略·五脏风寒积聚病脉证并治》《金匮要略·妇人妊娠病脉证并治》等篇论述了血瘀病证30多种,对血瘀进行深入的阐述,论述了气虚、气滞、虚损、痰阻、寒凝、热结、水停、湿滞、热毒等与血瘀的内在关系，表明瘀血既是病理产物，也是致病因素。血瘀致病可见疼痛、肿块固定不移、出血、面舌紫黯，口唇、爪甲青紫，质紫黯，或见瘀斑、瘀点、肌肤甲错、涩脉或结代脉等证，提出血瘀治法，创立36首具有活血化瘀功效的方剂，广泛用于临床各类疾病的治疗，开拓了血瘀学说。

现代研究表明，血瘀证与血栓前状态、血栓病密切相关，具有相同的病理基础，即实验室检查凝血和纤溶系统失衡，血小板、内皮细胞功能异常，血管腔的狭窄与闭塞等等。中医学中没有"血栓病"一词，《内经》中"真心痛，手足青至节，心痛甚，旦发夕死，夕发旦死"所描述的就是被西医诊断为心绞痛、心肌梗死的病症，就是动脉血栓病的一种。《内经》中"虚邪偏客于身半……发为偏枯"，偏枯就是现代医学的脑血栓所致的偏瘫。这些疾病均由"血行失度"或"血脉不通"所致，活血化瘀类药物治疗好转，故将这一类疾病归属于"血瘀证"范畴。

（二）判断血瘀重舌诊

舌诊为中医望诊的部分，在诊断中具有举足轻重的作用。"舌为心之苗""苔为胃气之根"，脏腑通过经络与舌体相连。人体内脏病变可以反映在舌体、舌质、舌苔、舌下脉络等方面的变化，通过舌诊有助于病机的把握，确定治疗方法，并且可以直观地进行治疗效果的评估，判断推测疾病的轻重及转归。吉中强教授认为舌诊对于判断是否存在血瘀的病机至关重要。血瘀证是一个与微循环障碍联系密切的病理过程，由于舌的解剖学特点，舌质、舌下脉络都可以直观地显示出微循环的状态。舌微循环属周围血管，舌诊的现代研究发现血瘀证存在舌微循环障碍，首先反映在舌质色泽的变化上，检查可出现：毛细血管襻短小、痉挛、渗出、排列紊乱、模糊，管内血流缓慢、红细胞聚集、呈粒状流，甚至瘀血。由于舌微血管闭塞或栓塞，故出现舌体颜色青紫、瘀斑等病变，舌下脉络青紫、迂曲等改变。并且在机体尚未表现出血瘀的症状时，舌质可以显现瘀血的改变，对疾病的诊断有重要的参考作用。吉教授认为舌质黯、青紫、绛紫，有瘀斑、瘀点，舌下脉络青紫、迂曲等均可诊为血瘀，并且可以依据舌质紫黯程度、是否有瘀点瘀斑、舌下静脉丛迂曲情况来判断血瘀的程度，治疗配合理气活血，严重者可加用虫类药加强活血功效。

（三）重视血瘀证现代医学指标

吉教授临床中除了重视中医血瘀的病因病机外，还结合现代医学了解血瘀证的现代医学指标，以便于临床遣方用药，而且可使血瘀证更加客观化。

1. 血瘀证与微循环障碍　据研究，几乎被诊断为血瘀证的患者均有微循环障碍，如微血管畸形、缩窄或闭塞，血细胞聚集，微血流缓慢瘀滞，微血管周围渗出和出血等。

2. 血瘀证与血小板功能亢进　如冠心病、心肌梗死、深静脉血栓形成等。血瘀证患者的检测表明，血瘀证血小板聚集率增高。血小板黏附性增高，血小板释放功能增强，血浆 β-TG、PF4 均增高。对血瘀证患者花生四烯酸代谢检测表明，血瘀症患者多具有 TxB2 水平增高，6-Keto-PGF1α 含量减低。随着分子生物学的发展，研究发现，血瘀证还存在血小板表面和血浆 P-选择素的表达升高。

3. 血瘀证与凝血、纤溶功能　据报道，血瘀证患者常存在凝血功能亢进和纤溶活性低下，如纤维蛋白原含量增加、血浆复钙时间缩短，有时还有 AT-Ⅲ抗原量减少，蛋白质 C 与蛋白质 S 减少，vWF 增多，血浆 t-PA 活性减弱，PAI 活性增强等。

4. 血瘀证与血管内皮活性物质和炎性物质　反映血管内皮功能状态的标记物众多，血瘀证与以下指标相关，如肿瘤坏死因子（TNF-α 等）、黏附分子（AM）、血管内皮细胞生长因子（VEGF）、白细胞分化抗原 14（SCD14）、血友病因子（vwF）、sEPCR、白介素（ILK，6，8，10 等）、核因子（KB）等。

5. 血瘀证与系统生物学　近年，随着组学技术的应用，血瘀证实质研究在基因组学、蛋白质组学、代谢组学方面、网络生物学和 microRNA 组学取得进展。

（四）理气活血理论的阐发

王清任是清代著名中医大家，《医林改错》是王清任访验脏腑 42 年呕心沥血之作。王清任从大量的尸体解剖中总结归纳出气、血、荣、卫的生理学基础，从而更加重视气血，继承、发扬了气血理论，并深入强调了瘀血致病的广泛性，书中大量篇幅论述对血瘀证的辨治，提出"诸病之因，皆由血瘀"的学术观点。打破了"血瘀"必是"有形有物的积块"的观点，主张"治病之要诀，在明白气血"。他认为人体气有虚实不同，"实为邪实，虚为正虚""人以阳气为本，病以气虚为本"；注意气血的关系，指出"元气既虚，必不能达于血管"，认为瘀血大多是由于正虚推动无力造成，所以在治疗上重视气虚。除了"逐瘀活血"外，创立"补气活血"的法则。书中诸多治疗气虚、血瘀症的经验，创造了许多有效方剂，发挥了气血理论，对活血祛瘀治疗做出了巨大贡献。除气虚血瘀外，王清任还注意到气滞与血瘀的关系，他认为"血有亏瘀，亏为失血，瘀为阻滞"，曰："血管血瘀每与气滞有关……气有一息之不通，则血有一息之不行。"针对气滞血瘀，他倡导调气活血的治法。

吉中强教授高度评价《医林改错》对中医发展的意义。他认为限于王清任所处的历史时期，他的有些观点现在看来有失正确，但其中补气活血、逐瘀活血两大治疗瘀血的法则，为后世中医汇通学派及活血化瘀研究奠定了基础。吉教授尊王清任之法，重视气滞的病理基础，擅长运用血府逐瘀汤治疗心血管病及内科杂病，结合病机适当加减，常收到桴鼓之效。受王氏所言"若专用补气者，气愈补而血愈瘀"启发，他临证注重理气药的配伍使用。结合动脉硬化形成发展的病理基础，在血府逐瘀汤的基础上加用具有抑制血小板聚集率的理气药枳实，以及具有调脂和抑制血小板聚集率双重作用的通脉降脂1号加减组方形成新血府逐瘀汤，在临床中取得了很好的疗效。

张锡纯是近代中西汇通大家，他重视对古经典之《易经》《内经》《神农本草经》《伤寒杂病论》等学习，毕生从事临床与研究著述，所著《医学衷中参西录》是继《伤寒论》以来最受医者欢迎的中医经典之一，堪称理论联系实际的典范，是指导临床防病治病、科学研究不可多得的参考书。他的许多论点在长期的临证、总结下反复探讨、求证，日益成熟深化。张锡纯历来崇尚实验，被尊称为"医学实验派大师"，体现在对药物的切实研究和临床的细致观察两个方面。他认为，学医最重要的基本功在于能够辨识药性，大凡欲用之药应该亲自尝试。张锡纯经过尝试验证总结出"黄肉救脱，参芪利尿，白矾化痰热，赭石通肠结，三七消疮肿，水蛭散癥瘕，硫黄治虚寒下利，蜈蚣、蝎子定风消毒"等，充分扩大了中药效用。他经常亲身实践，用心体会，详细记录变化与不同，不断在思考、整理、总结中提高。

在张锡纯衷中参西思想的影响下，吉中强教授体会到中医尚有很多优势，应当以中医为主，吸取西方医学理论来发扬中医，使中医在全世界发扬光大。他提倡中西医结合来研究疾病，取长补短，尝试在不背离中医辨证思想的前提下，用现代医学的研究方法来研究中医中药，使中医现代化、客观化。吉教授非常重视药物研究与临床研究，他结合高血小板聚集率这一动脉硬化危险因素，进行了调脂药、理气药、清热解毒药的大规模研究，从现代药理学角度阐释中药的作用，这充分体现了吉教授衷中参西的思想，也是对中药药物实验的发展。他将理气活血法灵活变通于辨证论治中，对于临床用之效验的单味中药、中药复方进行了多方面的动物实验及临床试验，用现代医学指标客观地验证理气活血法的疗效。综观他的研究，环环相扣，无一不体现他临床、研究、实践、思考的过程，凝聚了他多年的心血。

1. 理气药活血化瘀作用的发现　20 世纪 90 年代，吉教授结合现代医学对冠心病病理的认识，开始着眼于对冠心病独立危险因素的研究，把重点放在了中医药干预脂质代谢异常和血小板高聚集状态在动脉硬化发生发展过程中的作用上。高脂血症、血小板功能亢进、纤溶活性降低、内皮功能紊乱均易诱发血栓形成。中医认为，脂质代谢异常与痰湿、瘀血、肾虚有关，而血小板高聚集状态则与血瘀证关系密切。吉教授从具有降脂作用的中草药中按祛痰湿、活血化瘀、补肾的原则，经筛选组成通脉降脂Ⅰ号（茵陈、制首乌、生山楂、泽泻等）应用于临床，收到了较好的疗效。方中生山楂活血化瘀，制首乌补肾，茵陈、泽泻等化湿。经临床观察，该方对总胆固醇（TC）、甘油三酯（TG）、低密度脂蛋白（LDL-C）、高密度脂蛋白（HDL-C）、载脂蛋白等指标异常和血小板聚集均有良好的调节作用。

通脉降脂Ⅰ号是一种多功能抗血小板性调脂药。在临床给对证的患者应用，取得了很好的疗效，由于中药的多靶点作用，有些老年患者服药后还见到白发转黑的作用。直至今天，冠心病的一级、二级预防依然聚焦在阿司匹林和他汀类药物治疗，通脉降脂Ⅰ号集两者作用于一身，充分彰显了中医药的强大力量，也为吉教授后续的研究奠定了基础，增强了信心。

中医辨证是根本，研究中发现部分患者服用通脉降脂Ⅰ号无效。为深入探寻既能调整血脂，又能抗血小板高聚集的多功能药物，以配合临床遣方选药，吉教授选用散见于文献报道的具有调脂作用的中药63种，观察了体外对肾上腺素诱导的人血小板聚集的影响，与阿司匹林对照，发现"枳实、陈皮、桔梗、儿茶、鹤虱、莱菔子、金樱子、剑麻叶、菊花、柴胡、金银花、泽漆、骨碎补、杜仲、小蓟、玉竹、梧桐叶、石菖蒲等18种中药有明显抗血小板聚集作用，车前草、银柴胡、桑叶、荷叶、茺蔚子、花生壳、绿豆等7种无此作用，其中赤芍、枳实、黄连、大黄、银杏叶、山楂、徐长卿、茶叶、葛根、灵芝、陈皮等11种作用强于阿司匹林或和阿司匹林无差异"。并对这11种药物进行了大鼠灌胃实验，均重复验证了这一作用，且"除银杏叶外还具有抗红细胞等聚集的作用，特别是枳实，自身对照作用显著，和阿司匹林对照明显强于阿司匹林。在上述药物中，活血化瘀药占6种，均高于其他类药物，也说明血小板高聚集与瘀血证关系密切，而传统活血化瘀药确实是改善血小板聚集等血液流变学指标的主要中药"。

这项研究结果中枳实的抗血小板聚集作用引起了吉教授的兴趣，结合《金匮要略·妇人产后病脉证治》："产后腹痛，烦满不得卧，枳实芍药散主之。"枳实芍药散主治产后气血郁滞成实的腹痛，属血瘀证范畴，枳实是否起到了活血的作用呢？《金匮要略·胸痹心痛短气病脉证治》："胸痹，心中痞，留气结在胸，胸满，胁下逆抢心，枳实薤白桂枝汤主之。"枳实薤白桂枝汤主治胸痹，亦属血瘀证范畴，枳实是否也起到了活血的作用呢？

2. 理气药活血化瘀作用的研究　吉教授回顾了张仲景、王清任的活血化瘀方剂，配伍中多有理气药。按照中医理论，此配伍是为了增强活血化瘀作用，结合现代对血瘀证实质的研究以及在先前研究中发现的枳实、陈皮等理气药对血小板聚集的作用,不禁让他想知道理气药是否本身就能改善血瘀证的现代血液指标呢?于是,吉教授进行了理气药对血栓前状态危险因子的影响的实验研究。

他选择常用理气药 15 种(佛手、青木香、云木香、甘松、荔枝核、香橼、陈皮、檀香、薤白、香附、柿蒂、川楝子、青皮、沉香、枳实),与阿司匹林对照,观察其体外对肾上腺素诱导的人血小板聚集的影响,发现枳实、青皮、陈皮、青木香、荔枝核、香橼、佛手、川楝子、香附、云木香能不同程度地对抗血小板聚集,而柿蒂、甘松、檀香、沉香则无此作用。特别是枳实,抑制血小板聚集作用明显高于阿司匹林;青皮、陈皮则与阿司匹林相当。吉教授还将活血药桃仁、理气药木香,与桃仁木香合剂进行抗血小板聚集比较,发现桃仁木香合剂作用更显著,优于单味药桃仁和木香,与中医学行气活血的理论相吻合。从实验角度说明理气药具有行气加强活血作用,其机制或许在于其抗血小板聚集作用。

在上述工作的基础上,吉教授将抗血小板聚集作用明显的枳实进行了动物实验。枳实对健康大鼠及血瘀模型大鼠均具有明显的抗血小板聚集及抑制红细胞聚集的作用,其作用优于阿司匹林;为研究枳实在临床应用的治疗意义,吉教授进行了临床试验。在"急性冠脉综合征内皮保护的临床研究"中,发现枳实可以升高患者血清 NO 水平,降低 ET-1 水平,可改善血管内皮功能,进而达到稳定斑块、减少心血管事件发生的作用。研究结果表明,枳实是一种集抑制血小板聚集率、抑制红细胞聚集率、降血脂、内皮保护等多重功效于一身的理气药,尤其对血小板聚集率和红细胞聚集率的抑制作用均优于阿司匹林。

综合上述结果,吉中强教授用客观的血液、细胞、分子等现代医学指标证实了理气药的活血化瘀作用,填补了部分理气中药的药理作用的空白,促进了理气中药作用的深入研究,丰富了气血理论,为"气行则血行"提供了客观依据,并为开发多靶点的防治血栓病的药物提供了理论及实验(试验)依据。

(五)对热毒血瘀的阐发

热毒血瘀学说日益受到重视,热毒互结导致血瘀是瘀血证的一个重要原因。寒凉药能祛除热邪，纠正热毒血瘀的病理状态。吉教授在实验中发现，在51种体外具有抗血小板聚集作用的药物中，寒凉药占近50%（25/51），11种作用明显的药物中，寒凉药占55%（6/11），这和热毒血瘀学说的理论是相一致的，并提出，热毒导致的血瘀也可以用血液流变学指标作为客观指标，从侧面说明清热解毒法可以改善血瘀证。

吉教授勤于钻研，勤于思考，具有较强的洞察力，善于分析问题、发现问题。由上述结果他想到，寒凉活血药可以改善血瘀证，清热解毒药多寒凉，是否也具有改善血瘀指标的作用呢？由此，他又进行了24种清热解毒药体外对肾上腺素诱导的人血小板聚集的影响的实验，并与阿司匹林对照。结果发现，除绿豆、连翘、土茯苓外，其他21种清热解毒药（山豆根、大血藤、重楼、穿心莲、大青叶、射干、马齿苋、白头翁、金银花、山慈菇、败酱草、鸦胆子、白蔹、漏芦、马勃、蒲公英、紫花地丁、半枝莲、鱼腥草、青黛、白花蛇舌草）均具有降低血小板聚集率的作用，并且与阿司匹林比较无显著差异。其中山豆根、大血藤、重楼3种聚集抑制率明显高于阿司匹林；穿心莲、大青叶、射干3种聚集抑制率与阿司匹林比较无显著差异；白头翁、金银花、山慈菇、马齿苋、败酱草、鸦胆子、白蔹、漏芦、马勃、蒲公英、紫花地丁、半枝莲、鱼腥草、青黛、白花蛇舌草15种抑制作用明显低于阿司匹林。研究表明，大部分清热解毒药具有抗血小板聚集率的作用，支持了热毒学说，从侧面为热毒血瘀学说在现代实验医学上找到了依据，为研究清热解毒的活血化瘀作用提供了客观依据。

结合研究，吉教授临证遣方用药更具方向性，治疗外感热毒血瘀见咽痛者，加金银花、山豆根、射干；肺部炎症兼瘀血者加鱼腥草、穿心莲等，肿瘤患者常选用山慈菇、半枝莲、白花蛇舌草等。

（六）阐发气陷血瘀理论，创三参汤

吉中强教授提倡中西医结合，尊崇衷中参西大家张锡纯。张锡纯深研《内经》，精于临床，提出大气下陷论，认为外感、过劳、久病、误治等损伤胸中大气，可导致大气虚极而下陷于中下焦，见"短气不足以息，或努力呼吸，似乎喘，或气息将停，危在顷刻，其脉象沉迟微弱，关前尤甚。

其剧者，或六脉不全，或参伍不调。其兼证或寒热往来，或咽干作渴，或怔忡健忘，甚或神昏""大气下陷心无所依则健忘、怔忡。大气下陷于中焦则脾胃升降失职，清阳不升，浊阴不降，而致脘腹胀满，大便不通或失禁。陷于下焦则小腹坠痛，甚或崩漏，小便癃闭或失控。大气虚陷郁而不宣则作寒，郁之化热则作热，津液不能上承则咽干作渴。"治疗上创立升陷汤系列方药。

吉中强教授在王清任气虚血瘀理论基础上，受大气下陷理论启发，结合气血理论，认为气虚之甚则可出现气的下陷，气虚可致瘀，气陷则瘀更甚，提出气陷血瘀的病机，认为大气下陷应是一种特殊的气虚，当属于气虚的一种，气虚必然引起血瘀，符合"久病多瘀"的理论。故吉中强教授治疗大气下陷之证，补气的同时并用活血化瘀之法，可提高疗效，临床验证也是如此，在心力衰竭的病因病机方面有了气陷血瘀理论的阐发。笔者跟师学习以来，体验了升陷汤的疗效，自己实践中曾治疗一位陈旧性心肌梗死患者，出现室壁瘤，反复心衰，EF 值 35%，按照老师的经验诊断其属于大气下陷，给予升陷汤加三棱、莪术治疗，症状日益好转，但还有劳力性心绞痛发作。有一次，我开完方子，患者要求同时给他开新血府逐瘀软胶囊（院内制剂），说汤药加上新血府逐瘀软胶囊效果更好。我恍然大悟，随即于方中合用新血府逐瘀汤加减，患者病情日渐好转，现在 EF 值50%，一次能行走四五千米，也不会有胸痛发作，患者非常满意，两年来病情稳定，未再住院。这说明了对气陷血瘀的治疗，重者当补气升陷、活血化瘀齐头并进，方能取得更好疗效。吉教授还在升陷汤基础上创立三参汤，针对慢性心衰的康复治疗，对防止心衰的发作疗效显著，也体现了中医治未病思想。三参汤组成：黄芪 30 g，人参 9 g，升麻 6 g，柴胡 9 g，桔梗 9 g，知母 15 g，丹参 15 g，三七粉（冲）3 g 在升陷汤益气举陷的基础上，加人参大补元气，丹参、三七粉活血养血组成三参汤，共奏升阳举陷、活血通脉之效。

四、气血同治，强调理气活血

（一）重视血瘀，认为气病是血瘀的根本

《素问·调经论》曰："人之所有者，血与气耳。"气血在生理上密切相关，在病理上亦相互影响，形成了气血辨证的理论基础。气与血互根，气为血帅，血为气母，气行则血行，气滞则血瘀，气凝则血聚，气逆则血冲，气大热则血妄行，气虚极则血无所主而外出，古人认为血赖气摄，方能流行不止，常居脉道不外溢。《素问·调经论》尝曰："气血不和，百病乃变化而生"，强调了气血失调是人体疾病产生的重要病理基础，故有"百病皆生于瘀"之说。

吉教授在古人气血理论的基础上，结合现代中医药研究，以及自己的系列研究，更加重视气血辨证，他认为气血失调可贯穿于多种疾病的发展过程中，从而出现"血瘀"的共同征象。瘀血基本病机是阻滞，吉教授认为导致瘀血的根本还在于气病。气虚、气滞、气逆、气陷、气闭，均可以引起瘀血，影响血液运行，致使受阻部位血运障碍，出现疼痛、肿块、瘀斑、厥逆、出血、身热、口渴、不仁、瘫痿，肌肤甲错、脉涩、血色紫黯、伴有血块等症。

1. 气虚　气有推动、固摄、温煦、卫外、气化等功能作用，卫护于外，免受外邪袭扰；温煦于里，促进气化的正常进行；推动与固摄，相反相成，使血行于经脉之内而不致外溢。气虚时，脏腑衰弱，卫护无力，外邪乘虚而入，影响脏腑，阻滞气机，而致血瘀。血不得温煦而凝滞，或推动无力而迟缓，或固摄无权而外溢，皆可形成瘀血。症见心悸气短，神疲乏力，皮下出血、内脏出血，心胸闷痛，头痛健忘，半身不遂，腹中积块等，脉多沉细而涩。

2. 气滞　外邪闭阻，情志郁结，造成气机阻滞，升降出入失常，影响血液正常运行，迟滞不畅，停蓄成瘀。如肝不疏泄，肺不主气，脾不升清，胃不降浊等，皆能导致气滞而不畅，症见心胸胁肋胀痛、憋闷不舒，善太息或上腹胀痛，嗳气，两胁不舒，胃脘疼痛、心下痞闷，或腹中积

块，肢体肿胀，舌质紫黯，或有瘀点瘀斑，脉沉迟或沉涩。吉教授认为气滞与心血管病关系密切。

3. 气逆 多由情志所伤或饮食寒温不适，或痰浊阻滞，导致气逆不降，常见于肺、胃、肝等脏腑。肺失肃降，肺气上逆，发为喘咳上气；胃失和降，胃气上逆，发为嗳气、呃逆、恶心、呕吐；肝失疏泄，肝气上逆，发为头痛头胀、面红目赤、急躁易怒，甚则厥逆。

4. 气陷 脏腑功能衰减，升举无力，而致气机陷下不升。如胸中大气下陷，见气短不足以息、气喘、气息将停，或兼寒热往来，咽干作渴，满闷怔忡，神昏健忘，脉象沉迟微弱，关前尤甚，六脉不全，参伍不调。脾气下陷，见腰腹胀满重坠、时有便意、气短乏力、语声低微、脉弱无力等；严重者出现脏器下垂。

5. 气闭 多为突发的气闭结于内，不能外达的病机状态，多呈神志丧失的闭厥。张介宾在《景岳全书》中阐释说："厥逆之证，危证也。盖厥者，尽也；逆者，乱也，即气血败乱之谓也。"常见突然昏倒、不省人事、牙关紧闭等证。

(二) 理气活血的治则和方药

理气为一种中医治则，即调理气机运动，维持脏腑生理功能达到机体平衡。《中医辞海》对"理"的解释有四种，其中一种解释为"调理"。理气的概念有广义和狭义之分。广义理气如《中医大辞典》解释："运用具有行气解郁、降气调中、补中益气作用的药物，治疗气滞、气逆、气虚的方法。气虚用补益中气药。气滞宜疏、气逆宜降，其中又分疏郁理气、和胃理气、降逆下气等"。狭义理气如《实用中医词典》解释"泛指运用行气、降气等调理气机的药物，或针刺、气功等，治疗气滞、气逆等病症的方法"。

《素问·至真要大论》指出："疏其血气，令其调达，而致和平。"提出疏决通导的治法，以及"血实宜决之""菀陈则除之，出恶血也"的观点。东汉张仲景首创了瘀血的辨治，桂枝茯苓丸、抵当汤、下瘀血汤、桃仁承气汤等是最早确立治疗瘀血的方剂，为后世活血化瘀治疗开了先河。

王清任在《医林改错》中，对 50 余种瘀血证——列举，创立了活血化瘀方剂 22 首，血府逐瘀汤、少腹逐瘀汤、通窍逐瘀汤、身痛逐瘀汤、膈下逐瘀汤等在临床被广泛使用，成为活血化瘀的代表方剂。对吉教授影响最深的当属王清任。吉教授在临床辨证治疗中，特别重视气血理论，着眼于瘀血这一病理基础，尤其重视气的作用，形成独特的理气化瘀的治疗原则，提出化瘀必先理气的治疗方针，贯穿于辨证施治的始终，体会到理气活血化瘀法的应用在治疗疾病中常可获得功能或结构上的改善。理气即调理气机，只要是气的功能失常，均可治以理气法。

吉教授重视气的作用，认为瘀血形成之后，也对气的各种功能活动有着不同程度的影响，血以载气，血瘀停滞，气停血亦停，血瘀气亦滞，活血化瘀治疗一定不可忘记调气，气滞者当行气，气虚则宜补气行血，气塞则温阳活血。故在活血化瘀治疗中，配伍理气药，可收行气活血之效。吉教授总结理气活血法包括行气化瘀、补气化瘀、调气化瘀、升陷化瘀法，灵活辨证应用于冠心病、心肌梗死、脑梗死、肺栓塞、高血压、高脂血症、糖尿病、血栓闭塞性脉管炎等疾病的治疗。

1. 行气化瘀　吉教授推崇《医林改错》的血府逐瘀汤作为活血化瘀第一方，用以治疗冠心病、心绞痛、高血压、神经官能症、妇女月经不调、更年期综合征等，症见胸中血瘀、胸痛、头痛、胸胁满闷不舒等症。现代药理实验研究发现，血府逐瘀汤能抑制血小板聚集，改变血液流变性，调节心功能及血液循环，对内皮细胞表面的糖原蛋白有影响，能迅速灭活凝血因子 Ⅴa 和 Ⅷa，具有很强的抗凝作用，可减少动脉粥样硬化患者血浆中血小板活化颗粒 P-选择素的释放，降低血黏度，改善微循环，具有抗动脉硬化的作用。

吉教授在既往研究的基础上将血府逐瘀汤加减组成新血府逐瘀汤，由桃仁、红花、赤芍、川芎、牛膝、生山楂、生地黄、当归、制首乌、枳实、泽泻组成，并采用先进工艺制成新血府逐瘀软胶囊，具行气活血、降脂通脉作用，能明显改善冠心病患者血瘀征象，改善临床证候，提高生存质量，并能调节脂质代谢、抑制脂质过氧化、干预血管内皮炎症。从现代医学指标揭示了活血化瘀中药的多靶点作用，丰富了活血化瘀理论。

加减：气滞明显者，加青皮、香附行气止痛；胸中瘀痛甚者，加延胡索、乳香、没药活血止痛；兼气滞胸闷者，加瓜蒌、薤白以理气宽胸；兼肝气不舒，胁下痞块者，加香附、郁金、丹参疏肝理气，消癥化积。

2. 补气化瘀　选用四君子汤合桃红四物汤加减，适用于气虚血瘀者。用以治疗冠心病、心肌梗死、心力衰竭、心律失常、脑血栓形成、静脉曲张等，症见胸闷心痛、头晕、心悸、目眩、倦怠、乏力、腹痛、肢痛等证。

加减：气虚甚者，常重用黄芪，或用人参以大补元气，配合白术、山药等以益气活血；血虚者，配伍熟地黄、阿胶、当归养血补血；血瘀重者，配以乳香、没药活血止痛；对久病瘀血日久者，多用地龙、土鳖虫、全蝎等虫类药，搜剔破瘀通络。对气阴两虚者合用生脉饮，肾气虚衰兼有寒象者，常用桂枝、附子等以温经活血通脉。

中医认为脾为后天之本，气血生化之源，强调疾病过程中"有胃气则生，无胃气则死"。吉教授强调过分使用活血药可致胃穿孔和胃、十二指肠糜烂、坏死及出血，易致便血、吐血，当中病即止，或辅用健脾益气法保护脾胃。健脾益气可生血、行血、摄血、统血。

3. 调气化瘀　常选用柴胡疏肝散或半夏泻心汤合丹参饮加减，适用于冠心病、心脏神经官能症、更年期综合征、慢性胃炎、胃溃疡、胆囊炎、神经衰弱等，症见胸中闷塞胀痛，善太息或上腹胀痛，嗳气，两胁不舒，脉弦等。

加减：偏肝气不舒者用柴胡疏肝散，肝郁较重者，加香附、郁金、川芎以疏肝解郁；郁结日久化火者，加牡丹皮、栀子以清热泻火；偏脾胃气滞者选半夏泻心汤，气滞较重者，加陈皮、枳实；腑气不通者，加大黄、木香理气泻热通便。

4. 升陷化瘀　选用升陷汤加味组成三参汤，由升陷汤（生黄芪、升麻、柴胡、桔梗、知母）加人参、三七粉、丹参组成，治疗冠心病、心绞痛、慢性心力衰竭、心律失常、心肌病、低血压等。

加减：汗出重，加净山萸肉，以补气收敛，使升者不致复陷。若气陷过甚，致使少腹下坠疼痛，加葛根；瘀血重者，加三棱、莪术、土鳖虫。

5. 兼夹证　血瘀兼寒者，喜用桂枝、附子、细辛等温经散寒，附子从小剂量开始，用量多在 6~9 g，以防辛热耗散之性伤气损血，临床上用于治疗下肢静脉炎、雷诺病、痛经、闭经、变异性心绞痛等。

血瘀兼热者，善用赤芍、牡丹皮、生地黄、知母以清热凉血化瘀；对瘀而化热之腑实证，尤善用大黄、芒硝之属，以通腑泄热，而大黄、芒硝本身就具有活血化瘀作用；对肝火上炎、肝阳上亢者，加用柴胡、黄芩、菊花、栀子清热平肝。

血瘀兼痰湿者，善用菖蒲、瓜蒌、大黄豁痰化瘀，痰瘀祛则脉络通；对血瘀夹痰之高脂血症、动脉粥样硬化、痛风则多用泽泻、车前、泽兰、秦皮等。

五、遣方用药灵活多变

（一）巧用经方治顽疾

吉中强教授擅用经方。他常说，经方是经过无数医家的临床验证流传下来的，有确切临床疗效的实践经验，是真正的循证医学的体现。经方药少精当、效专力宏、配伍组方严谨，用好经方常能见神效。他在临床上灵活运用经方治疗疑难杂症。

经典中每个经方都有证候对应，吉教授认为方证相应则取效，临证要遵循《伤寒论》"观其脉证，知犯何逆，随证治之"，抓住"有是证用是方"的原则。遇到临床症状与经方方证不完全对应的，主张抓主要矛盾，善于抓"主证"。仲景对小柴胡汤的选择上提出"但见一证便是，不必悉具"，吉老师认为这条原则也同样适用于其他方证，关键是医生要善于捕捉信息，采集重要的疾病资料。他常告诫我们要熟读经典，做到"心中了了"，临证方能得心应手。曾经有一位干部因为冠心病住院治疗，夜间突发左心衰竭，经过西医抢救，仍每晚发作，医生束手无策，请中医会诊。吉教授查看患者，见患者喘息，端坐呼吸，不能平卧，四天未大便，舌苔黄厚腻，脉滑数。吉教授认为"胃中有燥屎"，可攻下，随即开出大承气汤原方，一剂而愈。又治一患者头晕目眩，无高血压病史，曾遍访名医，多以补肾，平肝、息风之治，疗效不显。吉教授诊察患者，诉"脖子发板，怕凉"，吉教授抓住"项背强几几"，给予葛根汤5剂，诸症皆愈。

（二）组方精当效力宏

吉中强教授组方法仲景方的组方特点，药简力专，配伍精当，独具匠心，他常说："用药如用兵，临证处方要善于排兵布阵。方不在大，药不在多，关键在于巧"。中药处方药味偏多，有药无方，不仅浪费药材，加重患者的经济负担，临床疗效也会打折扣。他推崇仲景方的组方原则，由基本方加减化裁，多数处方在6～12味药物，并主张临床用经方时方证对应的尽量使用原方，病情复杂的，可以合方。《伤寒论翼》说："仲景立方，精而不杂，其中以六方为主，诸方从而加减焉。凡汗剂皆本桂枝，吐剂皆本栀豉，攻剂皆本承气，和剂皆本柴胡，寒剂皆本泻心，温剂皆本四逆。"他分析仲景治病多分阶段治疗，故其方简洁，采用分治之法，各个击破，较少用合治之法。根据现在患者就医特点，门诊往往一次5剂、7剂药，不可能一日一剂，处方时可根据患者的情况使用合方，使得方中有方，从而发挥更好的疗效。如治疗心下痞常用半夏泻心汤，若伴往来寒热等柴胡汤证，则合用小柴胡汤，仅需加入柴胡一味药就达到两方相合之意。

（三）辨证识机重气血

吉教授临证非常重视对病机的把握，辨病辨证结合，互参互用。中医诊病通过采集症状，辨析证候，识别病机，确定治则、治法等步骤。辨证识机是立法的基础，所以辨识病机是诊疗正确与否的关键环节，早在《内经》就载有"审察病机，无失气宜"，并明确列出"病机十九条"，可见病机理论在中医辨证论治中占有相当重要的地位。

吉教授临床灵活使用各种辨证方法，六经辨证、脏腑辨证、卫气营血辨证、三焦辨证、气血辨证。心血管病治疗中，吉教授最常用的是气血、脏腑辨证。他重视气血理论，认为气血是脏腑功能的基础，气血失和是脏腑失调引起机体病变的集中反映，气血失和，则脏腑功能失常，疾病丛生。吉教授认为从气血角度辨证，可以把握疾病在人体中的整个病机。尤其在血瘀证、血栓病病理生理中，气血失衡往往是最基本病机。对临床没有明显症状和体征的患者，还结合实验室检查，认为血栓前状态危险因子增高亦可归属于血瘀证范畴。临证选方除切中病机外，还常常不忘活血。常用川芎、枳实、三棱、莪术等行气活血药，亦善用养血活血药，如鸡血藤、当归等，使补而不滞，行而不峻；瘀血较重，疼痛剧烈者，选用乳香、没药、三棱、莪术以化瘀止痛。对久病、顽症，瘀血日久者，多佐用土鳖虫、水蛭、地龙、全蝎等虫类药，搜剔窜透，破瘀通络。

（四）现代药理助疗效

吉中强教授还常结合现代中药药理学研究进展，施以专方专药，但反对仅限于现代药理学作用堆砌的组方方法，他倡导理法方药要一脉相承，在传统组方原则下，在符合辨证的基础上，可参考现代药理研究结果加减，常可提高疗效。他认为现代医药学的发展让中药不再停留在神农尝百草的时代，历代医家对药物作用靶点的总结，帮助我们更好地用好中药。如治疗高脂血症，多加用具有降脂作用的活血药，如山楂、丹参、三七、大黄、蒲黄等；治疗心律失常，多加用具有抗心律失常作用的药物，如丹参、黄连、牡丹皮、赤芍、苦参、甘松等；治疗心绞痛、心肌梗死，多加用具有抗血小板聚集作用的药物，如枳实、桃仁、红花等。

六、重视脾胃

脾胃为后天之本，气血生化之源，《素问·灵兰秘典论》曰"脾胃者，四肢百骸、仓廪之官，五味出焉"，《灵枢·五味》云"胃者，五脏六腑之海也，水谷皆入于胃，五脏六腑皆秉气于胃"，《素问·玉机真脏论》曰"五脏者，皆禀气于胃；胃者，五脏之本也。"《脾胃论·脾胃盛衰论》中说"百病皆由脾胃衰而生也"，说明脾胃之盛衰与人的生命活动息息相关。《伤寒论》中可见调治脾胃，治疗心病、肺病、肝病和肾病的方证，如腹满腹痛用消补兼施的厚朴生姜半夏甘草人参汤，心脾两虚、心悸而烦用小建中汤，均体现了顾护脾胃的思想。

（一）调理脾胃升降治杂病

吉教授临证时注重调气，擅长理气活血，而他从脾胃的调摄入手治疗多种疾病，也是他重视气的思想的具体体现。脾胃居于中焦，通连上下，是气机升降出入的枢纽，脾胃为斡旋，脾升清气，胃降浊气，可调节肝肾气之上升，心肺气之下降，使水火既济，五脏通和，气血相顺。脾胃功能异常可直接或间接影响心、肺、肝、肾的功能。如《四圣心源》所谓："中气衰，则升降窒，肾水下寒而精病，心火上炎则神病，肝木左郁则血病，肺金右滞则气病。"吉教授重视脾胃升降失常的调治，如在治疗胸痛时，经常见伴有胃脘痞满不适等症，他常选用半夏泻心汤加减治疗而获得良效。半夏泻心汤主治的心下痞证，就是气机升降失常的体现，寒热并用、攻补兼施、辛开苦降，调理脾胃，使脾升胃降调和则诸证乃愈。

（二）遣方用药顾护脾胃

吉教授临床治疗疾病都时刻注意顾护脾胃，认为脾胃乃后天之本，人体营养的源泉。医生给出的方药也通过脾胃来发挥作用，脾胃失健，则药物不能被充分吸收并发挥应有的作用，就会降低临床疗效。诊治中如果患者兼见脾胃病，则以调理脾胃为先。寒热错杂常选用泻心汤系列方，脾虚者常选用四君子汤加减。治疗杂病时遣方用药经常加用白术、砂仁、陈皮、山楂等药保护脾胃。治疗血瘀证时有些活血化瘀药应用日久可损伤脾胃，耗损机体正气，临证常佐以党参等药。对脾胃虚弱者，常注意组方时药味少（常少于 8 味药），药量小（多在 3~9 g），减轻脾胃的负担，随脾胃功能的恢复再逐渐增减药物或药量。

吉中强教授学术经验

冠状动脉粥样硬化性心脏病

冠状动脉粥样硬化性心脏病指冠状动脉粥样硬化使血管腔狭窄或阻塞，或（和）因动脉粥样硬化斑块破裂以及冠状动脉功能性改变（痉挛）导致心肌缺血缺氧或坏死而引起的心脏病，统称冠状动脉性心脏病，简称冠心病，亦称缺血性心脏病。中医学中没有冠心病病名的记载，但根据其发病的症状可归于中医学的"胸痹""心痹""胸痹心痛"等范畴。

一、病因病机

胸痹心痛发于中老年人，年过半百，肾气渐衰。肾阳虚衰则不能鼓动五脏之阳，引起心气不足或心阳不振，血脉失于阳之温煦、气之鼓动，则气血运行滞涩不畅，发为心痛；若肾阴亏虚，则不能滋养五脏之阴，阴亏则火旺，灼津为痰，痰热上犯于心，心脉痹阻，则为心痛。饮食不当，恣食肥甘厚味或经常饱餐过度，日久损伤脾胃，运化失司，酿湿生痰，上犯心胸，清阳不展，气机不畅，心脉痹阻，遂成本病；或痰郁化火，火热又可炼液为痰，灼血为瘀，痰瘀交阻，痹阻心脉而成心痛。情志失调，忧思伤脾，脾虚气结，运化失司，津液不行输布，聚而为痰，痰阻气机，气血运行不畅，心脉痹阻，发为胸痹心痛；或郁怒伤肝，肝郁气滞，郁久化火，灼津成痰，气滞痰浊痹阻心脉，而成胸痹心痛。由于肝气通于心气，肝气滞则心气涩，所以七情太过，是引发本病的常见原因。寒邪内侵，素体阳虚，胸阳不振，阴寒之邪乘虚而入，寒凝气滞，胸阳不展，血行不畅，而发本病。

胸痹心痛的病机关键在于外感或内伤引起心脉痹阻，其病位在心，但与肝、脾、肾三脏功能的失调有密切关系。心主血脉的功能正常，有赖于肝主疏泄，脾主运化，肾藏精主水等功能正常。其病性有虚实两方面，常常为本虚标实，虚实夹杂，虚者多见气虚、阳虚、阴虚、血虚，尤以气虚、阳虚多见；实者不外气滞、寒凝、痰浊、血瘀，并可交互为患，其中又以血瘀、痰浊多见。但虚实两方面均以心脉痹阻不畅，不通则痛为病机关键。发作期以标实表现为主，血瘀、痰浊为突出，缓解期主要有心、脾、肾气血阴阳之亏虚，其中又以心气虚、心阳虚最为常见。以上病因病机可同时并存，交互为患，病情进一步发展，可见下述病变：瘀血闭阻心脉，心胸猝然大痛，而发为真心痛；心阳阻遏，心气不足，鼓动无力，而表现为心动悸，脉结代，甚至脉微欲绝；心肾阳衰，水邪泛滥，凌心射肺而为咳喘、水肿，多为病情深重的表现。

胸痹心痛虽属内科急症、重症，但只要及时诊断处理，辨证论治正确，患者又能很好地配合，一般都能控制或缓解病情。若临床失治、误治，或患者不遵医嘱，失于调摄，则病情进一步发展，瘀血闭塞心脉，心胸猝然大痛，持续不解，伴有气短喘促，四肢不温或逆冷青紫等真心痛表现，预后不佳；但若能及时、正确抢救，也可转危为安。若心阳阻遏，心气不足，鼓动无力，可见心动悸、脉结代，尤其是真心痛伴脉结代，如不及时发现，正确处理，甚至可致晕厥或猝死，必须高度警惕。若心肾阳衰，饮邪内停，水饮凌心射肺，可见浮肿、尿少、心悸、喘促等症，为胸痹心痛的严重并发症，应充分发挥中医药治疗本病具有安全及综合效应的优势，并配合西医抢救手段积极救治，警惕发生猝死。

冠心病是动脉粥样硬化性疾病，由于脂质代谢不正常，血液中的脂质沉着在原本光滑的动脉内膜上，在动脉内膜一些类似粥样的脂类物质堆积而成白色斑块，这些斑块渐渐增多造成动脉腔狭窄，使血流受阻，导致心脏缺血，产生心绞痛；或动脉壁上的斑块形成溃疡或破裂，就会形成血栓，使整个血管血流完全中断，发生急性心肌梗死，甚至猝死。冠心病的少见发病机制是冠状动脉痉挛（血管可以没有粥样硬化），产生变异性心绞痛，如果痉挛超过30分钟，也会导致急性心肌梗死（甚至猝死）。

二、临床表现

（一）症状

1. **典型症状——胸痛**　因体力活动、情绪激动等诱发，突感心前区疼痛，多为发作性绞痛或压榨痛，也可为憋闷感。疼痛从胸骨后或心前区开始，向上放射至左肩、臂，甚至小指和无名指，休息或含服硝酸甘油可缓解。胸痛放射的部位也可涉及颈部、下颌、牙齿、腹部等。胸痛也可出现在安静状态下或夜间，由冠脉痉挛所致，称变异型心绞痛。

2. **不典型症状**　一部分患者的症状并不典型，仅仅表现为心前区不适、心悸或乏力，或以胃肠道症状为主。某些患者可能没有疼痛，如老年人和糖尿病患者。

3. **猝死**　约有1/3的患者首次发作冠心病即表现为猝死。

4. **其他**　可伴有全身症状，如发热、出汗、惊恐、恶心、呕吐等。合并心力衰竭的患者可出现上述症状。

（二）体征

心绞痛患者未发作时无特殊表现。患者可出现心音减弱，心包摩擦音。并发室间隔穿孔、乳头肌功能不全者，可于相应部位听到杂音。心律失常时听诊心律不规则。

三、实验室检查

（一）心电图

心电图是诊断冠心病最简便、常用的方法，尤其是患者症状发作时是最重要的检查手段，心电图还能够发现心律失常。不发作时患者心电图多数无特异性。

（二）心电图负荷试验

心电图负荷试验包括运动负荷试验和药物负荷试验（如潘生丁、异丙肾上腺素试验等）。对于安静状态下无症状或症状很短难以捕捉的患者，可以通过运动或药物增加心脏的负荷而诱发心肌缺血，通过心电图记录到ST-T 的变化而证实心肌缺血的存在。

（三）动态心电图

动态心电图是一种可以长时间连续记录并分析在活动和安静状态下心电图变化的方法。该方法可以客观记录到患者在日常生活状态下心电图的变化，如一过性心肌缺血导致的 ST-T 变化等，且无创、方便，患者容易接受。

（四）核素心肌显像

根据病史、心电图检查不能排除心绞痛，以及某些患者不能进行运动负荷试验时可做此项检查。核素心肌显像可以显示缺血区，明确缺血的部位和范围大小。

（五）超声心动图

超声心动图可以对心脏形态、结构、室壁运动及左心室功能进行检查，是目前最常用的检查手段之一。对室壁瘤、心腔内血栓、心脏破裂、乳头肌功能等有重要的诊断价值。

（六）血液学检查

通常需要采血测定血脂、血糖等指标，评估是否存在冠心病的危险因素。心肌损伤标志物是急性心肌梗死诊断和鉴别诊断的重要手段之一。目前临床中以心肌肌钙蛋白为主。

（七）冠状动脉 CT

多层螺旋 CT 心脏和冠状动脉成像是一项无创、低危、快速的检查方法，已逐渐成为一种重要的冠心病早期筛查和随访手段。

（八）冠状动脉造影及血管内成像技术

冠状动脉造影及血管内成像技术是目前冠心病诊断的"金标准"，可以明确冠状动脉有无狭窄，狭窄的部位、程度、范围等，并可据此指导进一步治疗。

四、诊断与鉴别诊断

（一）诊断

冠心病的诊断主要依赖典型的临床症状，再结合辅助检查发现心肌缺血或冠脉阻塞的证据，以及依据心肌损伤标志物判定是否有心肌坏死。发现心肌缺血最常用的检查方法包括常规心电图和心电图负荷试验、核素心肌显像。有创性检查有冠状动脉造影和血管内超声等。

（二）鉴别诊断

冠心病的临床表现比较复杂，故需要鉴别的疾病较多。

1. 心绞痛型冠心病要与食管疾病（反流性食管炎、食管裂孔疝、弥漫性食管痉挛），纵隔疾病（肺栓塞、自发性气胸及纵隔气肿）及胆绞痛，神经、肌肉和骨骼疾病等鉴别。

2. 心肌梗死型冠心病要与主动脉夹层、不稳定心绞痛、肺栓塞、急性心包炎、急腹症、食管破裂等疾病鉴别。

五、治疗

（一）辨证要点

1. 辨疼痛部位　局限于胸膺部位，多为气滞或血瘀；放射至肩背、咽喉、脘腹，甚至上臂、手指者，为痹阻较著；胸痛彻背、背痛彻心者，多为寒凝心脉或阳气暴脱。

2. 辨疼痛性质　是辨别胸痹心痛的寒热虚实，在气在血的主要参考，临证时再结合其他症状、脉象而做出准确判断。属寒者，疼痛如绞，遇寒则发，或得冷加剧；属热者，胸闷、灼痛，得热痛甚；属虚者，痛势较缓，其痛绵绵或隐隐作痛，喜揉喜按；属实者，痛势较剧，其痛如刺、如绞；属气滞者，闷重而痛轻；属血瘀者，痛如针刺，痛有定处。

3. 辨疼痛程度　疼痛持续时间短暂，瞬间即逝者多轻，持续不止者多重，若持续数小时甚至数日不休者常为重病或危候。一般疼痛发作次数与病情轻重程度呈正比，即偶发者轻，频发者重。但亦有发作次数不多而病情较重的情况，必须结合临床表现，具体分析判断。若疼痛遇劳发作，休息或服药后能缓解者为顺证，若服药后难以缓解者常为危候。

（二）治疗原则

针对本病本虚标实，虚实夹杂，发作期以标实为主，缓解期以本虚为主的病机特点，其治疗应补其不足，泻其有余。本虚宜补，权衡心之气血阴阳之不足，有无兼见肝、脾、肾脏之亏虚，调阴阳补气血，调整脏腑之偏衰，尤应重视补心气、温心阳；标实当泻，针对气滞、血瘀、寒凝、痰浊而理气、活血、温通、化痰，尤重活血通络、理气化痰。补虚与祛邪的目的都在于使心脉气血流通，通则不痛，故活血通络法在不同的证型中可视病情，随证配合。由于本病多为虚实夹杂，故要做到补虚勿忘邪实，祛实勿忘本虚，权衡标本虚实之多少，确定补泻法度之适宜。同时，在胸痹心痛的治疗中，尤其在真心痛的治疗时，在发病的前三四天内，警惕并预防脱证的发生，对减少病死率，提高治愈率更为重要。必须辨清证候之顺逆，一旦发现脱证之先兆，如疼痛剧烈，持续不解，四肢厥冷，自汗淋漓，神萎或烦躁，气短喘促，脉或速或迟或结或代或脉微欲绝等，必须尽早使用益气固脱之品，并中西医结合救治。

（三）分型论治

1. 寒凝心脉证　猝然心痛如绞，或心痛彻背，背痛彻心，或感寒痛甚，心悸气短，形寒肢冷，冷汗自出，苔薄白，脉沉紧或促。多因气候骤冷或感寒而发病或加重。

治法：温经散寒，活血通痹。

代表方：当归四逆汤。

常用药：桂枝、细辛温散寒邪，通阳止痛；当归、芍药养血活血；芍药、甘草缓急止痛；通草通利血脉；大枣健脾益气。全方共呈温经散寒，活血通痹之效。可加瓜蒌、薤白，通阳开痹。疼痛较著者，可加延胡索、郁金活血理气定痛。若疼痛剧烈，心痛彻背，背痛彻心，痛无休止，伴有身寒肢冷，气短喘息，脉沉紧或沉微者，为阴寒极盛，胸痹心痛重证，治以温阳逐寒止痛，方用乌头赤石脂丸。苏合香丸或冠心苏合香丸，芳香化浊，理气温通开窍，发作时含化可即速止痛。阳虚之人，虚寒内生，同气相召而易感寒邪，而寒邪又可进一步耗伤阳气，故寒凝心脉时临床常伴阳虚之象，宜配合温补阳气之剂，以温阳散寒，不可一味用辛散寒邪之法，以免耗伤阳气。

2. 气滞心胸证　心胸满闷不适，隐痛阵发，痛无定处，时欲太息，遇情志不遂时容易诱发或加重，或兼有脘腹胀闷，得嗳气或矢气则舒，苔薄或薄腻，脉细弦。

治法：疏肝行气，活血止痛。

代表方：柴胡疏肝散。

常用药：本方由四逆散（枳实改枳壳）加香附、川芎、陈皮组成，四逆散能疏肝理气，其中柴胡与枳壳相配可升降气机，白芍与甘草同用可缓急舒脉止痛，加香附、陈皮以增强理气解郁之功，香附又为气中血药，川芎为血中气药，故可活血且能调畅气机。全方共奏疏调气机，和血舒脉功效。若兼有脘胀、嗳气、纳少等脾虚气滞的表现，可用逍遥散疏肝行气，理脾和血。若气郁日久化热，心烦易怒，口干，便秘，舌红苔黄，脉数者，用丹栀逍遥散疏肝清热。如胸闷心痛明显，为气滞血瘀之象，可合用失笑散，以增强活血行瘀、散结止痛之作用。

3. 痰浊闭阻证　胸闷重而心痛轻，形体肥胖，痰多气短，遇阴雨天而易发作或加重，伴有倦怠乏力，纳呆便溏，口黏，恶心，咯吐痰涎，苔白腻或白滑，脉滑。

治法：通阳泄浊，豁痰开结。

代表方：瓜蒌薤白半夏汤加味。

常用药：瓜蒌、薤白化痰通阳，行气止痛；半夏理气化痰。常加枳实、陈皮行气滞，破痰结；加石菖蒲化浊开窍；加桂枝温阳化气通脉；加干姜、细辛温阳化饮，散寒止痛。全方加味后共奏通阳化饮，泄浊化痰，散结止痛功效。若患者痰黏稠，色黄，大便干，苔黄腻，脉滑数，为痰浊郁而化热之象，用黄连温胆汤清热化痰。因痰阻气机，可引起气滞血瘀，另外，痰热与瘀血往往互结为患，故要考虑到血脉滞涩的可能，常配伍郁金、川芎理气活血，化瘀通脉。若痰浊闭塞心脉，猝然剧痛，可用苏合香丸芳香温通止痛；因痰热闭塞心脉者用猴枣散，清热化痰，开窍镇惊止痛。

4. 瘀血痹阻证　心胸疼痛剧烈，如刺如绞，痛有定处，甚则心痛彻背，背痛彻心，或痛引肩背，伴有胸闷，日久不愈，可因暴怒而加重，舌质暗红，或紫暗，有瘀斑，舌下瘀筋，苔薄，脉涩或结、代、促。

治法：活血化瘀，通脉止痛。

代表方：血府逐瘀汤。

常用药：桃红四物汤合四逆散加牛膝、桔梗组成。以桃仁、红花、川芎、赤芍、牛膝活血祛瘀而通血脉；柴胡、桔梗、枳壳、甘草调气疏肝；当归、生地黄补血调肝，活血而不耗血，理气而不伤阴。兼寒者，可加细辛、桂枝等温通散寒之品；兼气滞者，可加沉香、檀香辛香理气止痛之品；兼气虚者，加黄芪、党参、白术等补中益气之品。若瘀血痹阻重证，表现胸痛剧烈，可加乳香、没药、郁金、延胡索、降香、丹参等加强活血理气止痛的作用。

5. 心气不足证　心胸阵阵隐痛，胸闷气短，动则益甚，心中动悸，倦怠乏力，神疲懒言，面色㿠白，或易出汗，舌质淡红，舌体胖且边有齿痕，苔薄白，脉细缓或结代。

治法：补养心气，鼓动心脉。

代表方：保元汤。

常用药：人参、黄芪大补元气，扶助心气；甘草炙用，甘温益气，通经利脉，行血气；肉桂辛热补阳，温通血脉；或以桂枝易肉桂，有通阳、行瘀之功；生姜温中。可加丹参或当归，养血活血。若兼见心悸气短，头昏乏力，胸闷隐痛，口干咽干，心烦失眠，舌红或有齿痕者，为气阴两虚，可用养心汤，养心宁神，方中当归、生地黄、熟地黄、麦冬滋阴补血；人参、五味子、炙甘草补益心气；酸枣仁、柏子仁、茯神养心安神。

6. 心阴亏损证　心胸疼痛时作，或灼痛，或隐痛，心悸怔忡，五心烦热，口燥咽干，潮热盗汗，舌红少苔，苔薄或剥，脉细数或结代。

治法：滋阴清热，养心安神。

代表方：天王补心丹。

常用药：生地黄、玄参、天冬、麦冬、丹参、当归滋阴养血而泻虚火；人参、茯苓、柏子仁、酸枣仁、五味子、远志补心气，养心神；朱砂重镇安神；桔梗载药上行，直达病所，为引。若阴不敛阳，虚火内扰心神，心烦不寐，舌尖红少津者，可用酸枣仁汤清热除烦安神；如不效者，再予黄连阿胶汤，滋阴清火，宁心安神。若阴虚导致阴阳气血失和，心悸怔忡症状明显，脉结代者，用炙甘草汤，方中重用生地黄，配以阿胶、麦冬、火麻仁滋阴补血，以养心阴；人参、大枣补气益胃，资脉之本源；桂枝、生姜以行心阳。诸药同用，使阴血得充，阴阳调和，心脉通畅。若心肾阴虚，兼见头晕，耳鸣，口干，烦热，心悸不宁，腰膝酸软，用左归饮补益肾阴，或河车大造丸滋肾养阴清热。若阴虚阳亢，风阳上扰，加珍珠母、磁石、石决明等重镇潜阳之品，或用羚角钩藤汤加减。如心肾真阴欲竭，当用大剂西洋参、鲜生地黄、石斛、麦冬、山萸肉等急救真阴，并佐用生牡蛎、乌梅肉、五味子、甘草等酸甘化阴且敛其阴。

7. 心阳不振证　胸闷或心痛较著，气短，心悸怔忡，自汗，动则更甚，神倦怯寒，面色㿠白，四肢欠温或肿胀，舌质淡胖，苔白腻，脉沉细迟。

治法：补益阳气，温振心阳。

代表方：参附汤合桂枝甘草汤。

常用药：人参、附子大补元气，温补真阳；桂枝、甘草温阳化气，振奋心阳，两方共奏补益阳气、温振心阳之功。若阳虚寒凝心脉，心痛较剧者，可酌加鹿角片、川椒、吴茱萸、荜茇、高良姜、细辛、川乌、赤石脂。若阳虚寒凝而兼气滞血瘀者，可选用薤白、沉香、降香、檀香、焦延胡索、乳香、没药等偏于温性的理气活血药物。若心肾阳虚，可合肾气丸治疗，方以附子、桂枝（或肉桂）补水中之火，用六味地黄丸壮水之主，从阴引阳，合为温补心肾而消阴翳。心肾阳虚兼见水饮凌心射肺，而出现水肿、喘促、心悸，用真武汤温阳化气行水，以附子补肾阳而祛寒邪，与芍药合用，能入阴破结，敛阴和阳，茯苓、白术健脾利水，生姜温散水气。若心肾阳虚，虚阳欲脱厥逆者，用四逆加人参汤，温阳益气，回阳救逆。若见大汗淋漓、脉微欲绝等亡阳证，应用参附龙牡汤，并加用大剂山萸肉，以温阳益气，回阳固脱。

（四）其他疗法

1. 成药验方

（1）速效救心丸，每次4～6粒，每日3次，适用于心血瘀阻证。

（2）复方丹参滴丸，每次10粒，每日3次，适用于心血瘀阻证。

（3）麝香保心丸，每次2粒，每日3次，适用于气滞血瘀证。

（4）通心络胶囊，每次2～4粒，每日3次，适用于心络瘀阻证。

（5）养心丸，每次4～6片，每日3次，适用于气虚血瘀证。

2. 针灸疗法　取厥阴俞、心俞、督俞、膻中、内关、足三里。如阴虚阳亢加太冲，痰湿中阻加丰隆，气滞血瘀加膈俞等。

六、预防与调护

调情志，慎起居，适寒温，饮食调治是预防与调摄的重点。情志异常可导致脏腑失调，气血紊乱，尤其与心病关系较为密切。《灵枢·口问》云"悲哀愁忧则心动"，后世进而认为"七情之由作心痛"，故防治本病必须高度重视精神调摄，避免过于激动或喜怒忧思无度，保持心情平静愉快。气候的寒暑晴雨变化对本病的发病亦有明显影响，《诸病源候论·心痛病诸候》记载"心痛者，风凉邪气乘于心也"，故本病慎起居，适寒温，居处必须保持安静、通风。饮食调摄方面，不宜过食肥甘，应戒烟，少饮酒，宜低盐饮食，多吃水果及富含纤维食物，保持大便通畅，饮食宜清淡，食勿过饱。发作期患者应立即卧床休息，缓解期要注意适当休息，坚持力所能及的活动，做到动中有静，保证充足的睡眠。发病时医护人员还应加强巡视，观察舌脉、体温、呼吸、血压及精神情志变化，做好各种抢救设备及药物准备，必要时给予吸氧、心电监护及保持静脉通道。

七、研究进展

冠心病的主要病机为"心血瘀阻、血脉不通"，倡导以活血化瘀法为主治疗冠心病，此基础上衍化而成的理气活血法、益气活血法、益气养阴活血法、化痰活血法等，在应用活血化瘀方药的同时，配伍其他治法，使活血化瘀方法得到不断拓展，临床疗效进一步提高。研究证实，活血化瘀类中药具有改善血液流变学、抗血栓形成、改善微循环、改善血流动力学等作用，可扩张冠状动脉、增加冠脉血流量，还能扩张外周血管，降低外周阻力，因此具有改善心功能和血流动力学的作用。

八、临床经验

（一）病因病机认识

《素问·痹论》有"心痹者，脉不通；脉者，血之府也……涩则心痛"的论述。吉教授认为冠心病的发生与外邪侵袭、七情内伤、膏粱厚味、年老体衰等因素均有关，病位在心，病机多为虚实夹杂，而血瘀则贯穿冠心病发生发展的始终。发展过程中气虚、气滞、血瘀、痰浊、水湿等病机常发生于疾病的不同阶段，或相兼为病，或互为因果，心脉瘀阻是病机的核心。

气虚、血虚、阴虚、阳虚、痰浊、气滞、热毒、寒凝、肾虚均可引起血瘀。吉教授在经过对冠心病心绞痛血瘀证的证候特点进行分析后表明：血瘀证是冠心病心绞痛最常见的证候要素，气虚血瘀、痰浊血瘀、血虚血瘀、气滞血瘀为心绞痛血瘀证的常见证型。

（二）证治

1. 气虚血瘀　症见胸部隐痛，气短自汗，面色淡白，舌黯淡，苔白，舌下脉络迂曲，脉虚弱等。治法：益气活血化瘀。常选用补阳还五汤加减。黄芪重用，大补脾胃之元气，使气旺血行，瘀去络通。当归尾长于活血，兼能养血，因而有化瘀而不伤血之妙。赤芍、川芎、桃仁、红花助当归尾活血祛瘀；地龙通经活络。本方补气活血，气旺则血行，活血而又不伤正，共奏补气活血通络之功。吉教授临床针对气虚症状严重者，往往选择人参以大补元气，瘀血严重加用土鳖虫等虫类药加强通络之功。

2. 气滞血瘀　症见心胸胀满刺痛，常因情绪波动而诱发或加重，善太息，舌黯红，或舌有瘀斑、瘀点，脉涩或弦紧、弦细等。治法：理气活血化瘀。常选用血府逐瘀汤。方中桃仁、红花、赤芍、川芎活血祛瘀，牛膝祛瘀止痛，引血下行，生地黄、当归养血活血；柴胡疏肝解郁，桔梗、枳壳，宽胸行气，与柴胡同用，理气行滞，气行则血行，甘草调和诸药，亦为使药。全方使血活瘀化气行，为治胸中血瘀证良方。

3. 痰浊血瘀　症见胸中满痛彻背，背痛彻胸，不能安卧，身重困倦，体胖多痰，短气，或痰多黏而白，舌质紫黯或有瘀点，苔白或腻，脉弦滑或沉滑等。治法：通阳散结，祛痰下气。常用瓜蒌薤白半夏汤或枳实薤白桂枝汤合桃红四物汤加减。若寒重者，常加干姜、附子以助通阳散寒之力；气滞重者，可加重枳实、厚朴用量，理气行滞；痰浊重者，加半夏、茯苓以化痰。

4. 气滞痰浊血瘀　症见体胖多痰，心胸胀满刺痛，常因情绪波动而诱发或加重，善太息，舌质紫黯或有瘀点，苔白或腻，脉弦滑或沉滑等。治法：理气化痰，活血化瘀。常用新血府逐瘀汤。吉教授结合对冠心病病机的研究，针对痰浊、血瘀、气滞等病机要素，在王清任血府逐瘀汤的基础上，加减组方新血府逐瘀汤，用于气滞痰瘀肾虚的胸痹心痛患者。新血府逐瘀软胶囊由传统血府逐瘀汤与我院通脉降脂Ⅰ号加减化裁而成，由桃仁、红花、赤芍、川芎、牛膝、生山楂、生地黄、当归、何首乌、枳实、泽泻组成，其中通脉降脂Ⅰ号（茵陈、生山楂、泽泻、何首乌）经临床试验研究能升高 ApoA1 和 HDL-C 水平，优于非诺贝特，具有良好的调整载脂蛋白和血脂的作用和抗血小板聚集作用，可以作用于动脉粥样硬化发生发展的重要环节，枳实具有调整血脂、改善血液流变性及抗血小板聚集等作用。

（三）典型病例

病例 1

张某，男性，45 岁，2015 年 4 月 5 日初诊。半月前突然出现心前剧烈疼痛，含化硝酸甘油不缓解，经急诊科诊为急性前间壁心肌梗死，给予冠脉支架植入术，术后口服波立维、肠溶阿司匹林等药，自感胃脘嘈杂不适，伴乏力，胸闷，倦怠，口干，便干，舌黯红，有瘀斑、苔薄白，脉弦。中医诊断：胸痹心痛病，气滞血瘀。治以通阳活血化瘀法。处方：血府逐瘀汤加瓜蒌、郁金。7剂。

2015年4月12日复诊，胸闷减轻，继服14剂，诸证悉减，但感乏力神疲，舌黯红，有瘀斑、苔薄白，脉弦。加人参9 g，黄芪15 g，麦冬15 g。14剂。

2015年4月26日复诊，患者自觉症状消失，饮食二便正常。后守方改用中药研末灌胶囊，每服10 g，一天3次，长期服用，随访2年病情稳定。

[心得体会] 经皮穿刺冠状动脉成形术是心肌血管再通的重要方法，影响疗效最主要的两个并发症是急性血栓形成和慢性再狭窄（RS）。研究表明，血小板血栓既可引起急性闭塞，又可导致慢性再狭窄。属中医学血瘀证范畴。因此，应用具有活血化瘀、改善微循环的作用的中药，可抑制血小板活化，预防血栓形成，避免栓塞。吉教授以血府逐瘀汤活血化瘀，人参、黄芪、麦冬、健脾益气养阴。病情稳定后，改用胶囊剂，起到渐消缓散之功，亦可预防活血化瘀药长期应用败胃之弊。

病例2

纪某，女，60岁，2015年6月5日初诊。患者胸闷、憋气10余年，心慌，活动后明显，休息后缓解，无明显胸痛，间断服用稳心颗粒等药物治疗，胸闷、憋气时有缓解，10天前患者胸闷、憋气加重，于某医院就诊，好转后出院，症见乏力，心慌，胸闷、憋气，无咳嗽咳痰，纳眠可，二便尚调，舌黯，苔薄微黄，脉弦细无力。既往高血压病史。中医诊断：胸痹心痛病，气虚血瘀痰浊。治以补气活血，祛痰化瘀，处方：黄芪30 g，当归9 g，生地9 g，桃仁9 g，红花9 g，丹参15 g，赤芍15 g，川牛膝15 g，川芎15 g，枳实9 g，山楂30 g，泽泻15 g，土鳖虫6 g，三七粉3 g（冲），甘草9 g，服用7剂。

2015年6月12日二诊，病情明显好转，偶有活动后胸闷憋气，舌黯，苔薄白，脉弦。川芎改9 g，继服7剂。

2015年6月19日三诊，症状明显改善，体力好，无明显胸闷憋气，舌黯，苔薄白，脉微弦。继服7剂。

［心得体会］观患者症状、舌脉，证属气虚血瘀，治宜补气活血化瘀，宣通心阳。"气为血之帅，血为气之母""气行则血行，气滞则血瘀"气虚则无力运行津液，经脉瘀滞，致血脉不畅，发为胸痹心痛病。气虚为本，血瘀为标，治疗当以补气为主，佐以活血化瘀通络。选用新血府逐瘀汤加减，患者兼见气虚症状，方中重用黄芪30 g，以补气健脾，"气行则血行""瘀血不去则新血不生"，方中配伍牛膝、桃仁、红花、土鳖虫、三七粉、丹参活血化瘀止痛，川芎行气活血，气行则血行，血行通畅则病自除。方中枳实、山楂、泽泻均具有降血脂的作用，可针对动脉硬化的危险因素进行干预治疗。组方既考虑到病机诊断，又兼顾了现代医学对冠心病的治疗理念。对于气虚日久血瘀明显的慢性病，吉教授认为"久病必瘀""久病入络"，必须通络破瘀，习惯加用土鳖虫、水蛭、僵蚕、蜈蚣等虫类药，其中对土鳖虫的现代研究表明，总生物碱具有扩张血管、保护心脑缺氧（血）作用；还可抑制血小板聚集率，有抗血栓形成和溶解血栓的作用；水煎液能调节脂肪代谢，对动脉粥样硬化具有延缓作用。土鳖虫破血通络。组方既符合中医辨证，又符合西医病理生理学改变，选药在符合中医理法方药的基础上兼有现代药理学的作用，组方构思巧妙，也彰显了他中西贯通的特点。

心律失常

心律失常是指任何病因引起的心脏冲动形成和/或传导异常。以心悸、心跳停歇感、胸闷、乏力、眩晕，甚则昏厥，心电图提示各种心律失常为主要临床特征。各类期前收缩、阵发室上性或室性心动过速、心房纤维颤动、房室传导阻滞、病态窦房结综合征等均为心律失常的临床常见类型。心律失常属中医学"惊悸""怔忡""昏厥""虚劳"等范畴。

一、病因病机

心悸的发病，或由惊恐恼怒，动摇心神，致心神不宁而为惊悸；或因久病体虚，劳累过度，耗伤气血，心神失养；若虚极邪盛，无惊自悸，悸动不已，则成为怔忡。体虚久病，禀赋不足，素体虚弱，或久病失养，劳欲过度，气血阴阳亏虚，以致心失所养；饮食劳倦，嗜食膏粱厚味，煎炸炙爆，蕴热化火生痰，或伤脾滋生痰浊，痰火扰心；劳倦太过伤脾，或久坐卧伤气，引起生化之源不足，而致心血虚少，心失所养，神不潜藏；七情所伤，平素心虚胆怯，突遇惊恐或情志不适，悲哀过极，忧思不解等七情扰动，忤犯心神，心神动摇；感受外邪，风寒湿三气杂至，合而为痹，痹证日久，复感外邪，内舍于心，痹阻心脉，心之气血运行受阻；或风寒湿热之邪，由血脉内侵于心，耗伤心之气血阴阳，亦可引起心悸。如温病、疫毒均可灼伤营阴，心失所养；药物中毒、药物过量或毒性较剧，损害心气，甚则损伤心质，引起心悸，如附子、乌头，或西药锑剂、洋地黄、奎尼丁、肾上腺素、阿托品等，当用药过量或不当时，均能引发心动悸、脉结代一类证候。

心悸的病位主要在心，由于心神失养，心神动摇，悸动不安。但其发病与脾、肾、肺、肝四脏功能失调相关。如脾不生血，心血不足，心神失养则动悸。脾失健运，痰湿内生，扰动心神，心神不安而发病。肾阴不足，不能上制心火，或肾阳亏虚，心阳失于温煦，均可发为心悸。肺气亏虚，不能助心以主治节，心脉运行不畅则心悸不安。肝气郁滞，气滞血瘀，或气郁化火，致使心脉不畅，心神受扰，都可引发心悸。

心悸的病性主要有虚实两方面。虚者为气血阴阳亏损，心神失养而致。实者多由痰火扰心，水饮凌心及瘀血阻脉而引起。虚实之间可以相互夹杂或转化。如实证日久，耗伤正气，可分别兼见气、血、阴、阳之亏损，而虚证也可因虚致实，而兼有实证表现，如临床上阴虚生内热者常兼火亢或夹痰热，阳虚不能蒸腾水湿而易夹水饮、痰湿，气血不足、气血运行滞涩而易出现气血瘀滞，瘀血与痰浊又常常互结为患。总之，本病为本虚标实证，其本为气血不足，阴阳亏损，其标是气滞、血瘀、痰浊、水饮，临床表现多为虚实夹杂之证。

心悸的预后转归主要取决于本虚标实的程度，治疗是否及时、恰当。心悸仅为偶发、短暂、阵发者，一般易治，或不药而解；反复发作或长时间持续发作者，较为难治。如患者气血阴阳虚损程度较轻，未见瘀血、痰饮之标证，病损脏腑单一，治疗及时得当，脉象变化不显著者，病证多能痊愈。反之，脉象过数、过迟、频繁结代或乍疏乍数者，治疗颇为棘手，兼因失治、误治，预后较差。出现喘促、水肿、胸痹心痛、厥证、脱证等变证、坏病时，若不及时抢救治疗，预后极差，甚至猝死。

心律失常并不是一种独立的疾病，而是众多心内外疾患或生理情况下引起的心肌细胞电生理异常，原因包括心肌病变，电解质紊乱，药物过量或中毒，缺血、缺氧，情绪激动，烟、酒、茶过量等。心律失常的预后因病因不同而差别较大，功能性心律失常预后良好，严重的心律失常可致猝死。

二、临床表现

（一）症状

心律失常的血流动力学改变的临床表现主要取决于心律失常的性质，类型，心功能及对血流动力学影响的程度，如轻度的窦性心动过缓、窦性心律不齐、偶发的房性期前收缩、一度房室传导阻滞等对血流动力学影响甚小，故无明显的临床表现；较严重的心律失常，如病窦综合征、快速心房颤动、阵发性室上性心动过速、持续性室性心动过速等，可引起心悸、胸闷、头晕、低血压、出汗，严重者可出现晕厥、阿—斯综合征，甚至猝死。由于心律失常的类型不同，临床表现各异。

（二）体征

心脏听诊可了解心率或心律异常，应着重于判断心律失常的性质及心律失常对血流动力状态的影响。结合颈静脉搏动所反映的心房活动情况，有助于做出心律失常的初步鉴别诊断，颈动脉窦按摩对快速性心律失常的影响有助于鉴别诊断心律失常的性质。

三、实验室检查

（一）心电图检查

心律失常发作时的心电图记录是确诊心律失常的重要依据。应包括较长的Ⅱ或V1导联记录。注意P和QRS波形态、P-QRS关系、PP、PR与RR间期，判断基本心律是窦性还是异位。

（二）动态心电图

通过24小时连续心电图记录可能记录到心律失常的发作，自主神经系统对自发心律失常的影响，自觉症状与心律失常的关系，并评估治疗效果。然而难以记录到不经常发作的心律失常。

（三）运动试验

患者在运动时出现心悸等症状，可做运动试验协助诊断。但应注意，正常人进行运动试验，亦可发生室性期前收缩。运动试验诊断心律失常的敏感性不如动态心电图。

（四）食管心电图

解剖上左心房后壁毗邻食管，因此，插入食管电极导管并置于心房水平时，能记录到清晰的心房电位，并能进行心房快速起搏或程序电刺激。

（五）临床心电生理检查

除能确诊缓慢性心律失常和快速心律失常的性质外，还能在心律失常发作间歇应用程序电刺激方法判断窦房结和房室传导系统功能，诱发室上性和室性快速心律失常，确定心律失常起源部位，评价药物与非药物治疗效果，以及为手术、起搏或消融治疗提供必要的信息。

四、诊断与鉴别诊断

（一）诊断

多有心律失常的病史和/或心脏病的诊断病史，心律失常的确诊大多要靠心电图，但相当一部分患者可根据病史和体征做出初步诊断。详细追问发作时心率、节律（规则与否、漏搏感等），发作起止与持续时间，发作时有无低血压、昏厥或近乎昏厥、抽搐、心绞痛或心力衰竭等表现，以及既往发作的诱因、频率和治疗经过，有助于判断心律失常。

（二）鉴别诊断

1. 原发疾病的鉴别 如血管迷走性晕厥、颅脑病变、心肌病等原发疾病多伴有心律失常表现，应注意鉴别。

2. 心律失常之间的鉴别　应结合病史、症状、体征、心电图及相关检查综合判断。

五、治疗

（一）辨证要点

1. 辨惊悸与怔忡　大凡惊悸发病，多与情绪有关，可由骤遇惊恐，忧思恼怒，悲哀过极或过度紧张而诱发，多为阵发性，病来虽速，病情较轻，实证居多，病势轻浅，可自行缓解，不发时如常人。怔忡多由久病体虚、心脏受损所致，无精神因素亦可发生，常持续心悸，心中惕惕，不能自控，活动后加重，病情较重，每属虚证，或虚中夹实，病来虽渐，不发时亦可见脏腑虚损症状。惊悸日久不愈，亦可形成怔忡。

2. 辨虚实　心悸证候特点多为虚实夹杂，虚者指脏腑气血阴阳亏虚，实者多指痰饮、瘀血、火邪之类。辨证时，要注意分清虚实的多寡，以决定治疗原则。

3. 辨脉象　观察脉象变化是心悸辨证中重要的客观内容，常见的异常脉象如结脉、代脉、促脉、涩脉、迟脉，要仔细体会，掌握其临床意义。临床应结合病史、症状，推断脉症从舍。一般认为，阳盛则促，数为阳热，若脉虽数、促而沉细、微细，伴有面浮肢肿，动则气短，形寒肢冷，舌淡者，为虚寒之象。阴盛则结，迟而无力为虚，脉象迟、结、代者，一般多属虚寒，其中结脉表示气血凝滞，代脉常为元气虚衰、脏气衰微。凡久病体虚而脉象弦滑搏指者为逆，病情重笃而脉象散乱模糊者为病危之象。

4. 辨病情　对心悸的临床辨证应结合引起心悸原发疾病的诊断，以提高辨证准确性，如功能性心律失常所引起的心悸，常表现为心率快速型心悸，多属心虚胆怯，心神动摇；冠心病心悸，多为气虚血瘀，或由痰瘀交阻而致；风心病引起的心悸，以心脉痹阻为主；病毒性心肌炎引起的心悸，多由邪毒外侵，内舍于心，常呈气阴两虚，瘀阻络脉证。

（二）治疗原则

心悸虚证由脏腑气血阴阳亏虚、心神失养所致者，治当补益气血，调理阴阳，以求气血调畅，阴平阳秘，并配合应用养心安神之品，促进脏腑功能的恢复。心悸实证常因于痰饮、瘀血等所致，治当化痰、涤饮、活血化瘀，并配合应用重镇安神之品，以求邪去正安，心神得宁。临床上心悸表现为虚实夹杂时，当根据虚实之多少，攻补兼施，或以攻邪为主，或以扶正为主。

（三）分型论治

1. 心虚胆怯证　心悸不宁，善惊易恐，坐卧不安，少寐多梦而易惊醒，食少纳呆，恶闻声响，苔薄白，脉细略数或细弦。

治法：镇惊定志，养心安神。

代表方：安神定志丸。

常用药：龙齿、朱砂镇惊宁神；茯苓、茯神、石菖蒲、远志安神定志；人参益气养心。可加琥珀、磁石重镇安神。兼心阳不振，肉桂易桂枝，加附子；兼心血不足者，加阿胶、何首乌、龙眼肉；兼心气郁结者，加柴胡、郁金、合欢皮、绿萼梅；兼气虚夹湿者，加泽泻，重用术、苓。兼自汗者，麻黄根、浮小麦、山萸肉、乌梅。

2. 心脾两虚证　心悸气短，头晕目眩，少寐多梦，健忘，面色无华，神疲乏力，纳呆食少，腹胀便溏，舌淡红，脉细弱。

治法：补血养心，益气安神。

代表方：归脾汤。

常用药：当归、龙眼肉补养心血；黄芪、人参、白术、炙甘草益气以生血；茯神、远志、酸枣仁宁心安神；木香行气，令补而不滞。若心悸气短，神疲乏力，心烦失眠，五心烦热，自汗盗汗，胸闷，面色无华，舌淡红少津，苔少或无，脉细数，为气阴两虚，治以益气养阴，养心安神，用炙甘草汤加减。本方益气滋阴，补血复脉。方中炙甘草、人参、大枣益气以补心脾；干地黄、麦冬、阿胶、火麻仁甘润滋阴，养心补血，润肺生津；生姜、桂枝、酒通阳复脉。气虚甚者加黄芪、党参；血虚甚者加当归、熟地黄；阳虚甚而汗出肢冷，脉结或代者，加附片、肉桂；阴虚甚者，加麦冬、阿胶、玉竹；自汗、盗汗者，加麻黄根、浮小麦。

3. 阴虚火旺证　心悸易惊，心烦失眠，五心烦热，口干，盗汗，思虑劳心则症状加重，伴有耳鸣，腰酸，头晕目眩，舌红少津，苔薄黄或少苔，脉细数。

治法：滋阴清火，养心安神。

代表方：黄连阿胶汤。

常用药：黄连、黄芩清心火；阿胶、芍药滋阴养血；鸡子黄滋阴清热两相兼顾。常加酸枣仁、珍珠母、生牡蛎等以加强安神定悸之功。肾阴亏虚、虚火妄动、遗精腰酸者，加龟甲、熟地黄、知母、黄柏，或加服知柏地黄丸，滋补肾阴，清泻虚火。阴虚而火热不明显者，可改用天王补心丹滋阴养血，养心安神。心阴亏虚、心火偏旺者，可改服朱砂安神丸养阴清热，镇心安神。若阴虚夹有瘀热者，可加丹参、赤芍、牡丹皮等清热凉血，活血化瘀。夹有痰热者，可加用黄连温胆汤，清热化痰。

4. 心阳不振证　心悸不安，胸闷气短，动则尤甚，面色苍白，形寒肢冷，舌淡苔白，脉虚弱，或沉细无力。

治法：温补心阳，安神定悸。

代表方：桂枝甘草龙骨牡蛎汤。

常用药：桂枝、炙甘草温补心阳；生龙齿、生牡蛎安神定悸。大汗出者，重用人参、黄芪，加煅龙骨、煅牡蛎、山萸肉，或用独参汤煎服；心阳不足、寒象突出者，加黄芪、人参、附子益气温阳；夹有瘀血者，加丹参、赤芍、桃仁、红花等。

5. 水饮凌心证　心悸，胸闷痞满，渴不欲饮，下肢浮肿，形寒肢冷，伴有眩晕，恶心呕吐，流涎，小便短少，舌淡苔滑或沉细而滑。

治法：振奋心阳，化气利水。

代表方：苓桂术甘汤。

常用药：茯苓淡渗利水；桂枝、炙甘草通阳化气；白术健脾祛湿。兼见恶心呕吐，加半夏、陈皮、生姜皮和胃降逆止呕；尿少肢肿，加泽泻、猪苓、防己、大腹皮、车前子利水渗湿；兼见水湿上凌于肺，肺失宣降，出现咳喘，加杏仁、桔梗以开宣肺气，葶苈子、五加皮、防己以泻肺利水；兼见瘀血者，加当归、川芎、丹参活血化瘀。若肾阳虚衰，不能制水，水气凌心，症见心悸，咳喘，不能平卧，浮肿，小便不利，可用真武汤温阳化气利水。方中附子温肾暖土；茯苓健脾渗湿；白术健脾燥湿；白芍利小便，通血脉；生姜温胃散水。

6. 心血瘀阻证　心悸，胸闷不适，心痛时作，痛如针刺，唇甲青紫，舌质紫暗或有瘀斑，脉涩或结或代。

治法：活血化瘀，理气通络。

代表方：桃仁红花煎。

常用药：桃仁、红花、丹参、赤芍、川芎活血化瘀；延胡索、香附、青皮理气通脉止痛；生地黄、当归养血和血。胸部窒闷不适，去生地黄之滋腻，加沉香、檀香、降香利气宽胸。胸痛甚，加乳香、没药、五灵脂、蒲黄、三七粉等活血化瘀，通络定痛。兼气虚者，去理气之青皮，加黄芪、党参、黄精补中益气。兼血虚者，加何首乌、枸杞子、熟地黄滋养阴血。兼阴虚者，加麦冬、玉竹、女贞子滋阴。兼阳虚者，加附子、肉桂、淫羊藿温补阳气。兼夹痰浊，而见胸满闷痛，苔浊腻者，加瓜蒌、薤白、半夏理气宽胸化痰。心悸由瘀血所致，也可选用丹参饮或血府逐瘀汤。

7. 痰火扰心证　心悸时发时止，受惊易作，胸闷烦躁，失眠多梦，口干苦，大便秘结，小便短赤，舌红苔黄腻，脉弦滑。

治法：清热化痰，宁心安神。

代表方：黄连温胆汤。

常用药：黄连苦寒泻火，清心除烦；温胆汤清热化痰。全方使痰热去，心神安。可加栀子、黄芩、全瓜蒌，以加强清火化痰之功。可加生龙骨、生牡蛎、珍珠母、石决明镇心安神。若大便秘结者，加生大黄泻热通腑。火热伤阴者，加沙参、麦冬、玉竹、天冬、生地黄滋阴养液。

（四）其他疗法

1. 成药验方

（1）稳心颗粒，每次1包，每日3次，适用于气阴两虚、心脉瘀阻证。

（2）参松养心胶囊，每次 2~4 粒，每日 3 次，适用于气阴两虚、心络瘀阻证。

（3）心宝丸，每次 2~7 丸，每日 3 次，适用于心肾阳虚、心脉瘀阻证。

（4）宁心宝胶囊，每次 1 粒，每日 3 次，用于缓慢性心律失常。

2. 针灸疗法　针刺内关、神门、心俞穴，平补平泻，留针 15 分钟，用于快速性心律失常；合三阴交、脾俞、血海等穴，用补法，留针 20 分钟，用于缓慢性心律失常。

六、预防与调护

情志调畅，饮食有节及避免外感六淫邪气，增强体质等是预防本病的关键。积极治疗胸痹心痛、痰饮、肺胀、喘证及痹证等，对预防和治疗心悸发作具有重要意义。心悸患者应保持精神乐观，情绪稳定，坚持治疗，坚定信心。应避免惊恐刺激及忧思恼怒等。生活作息要有规律。饮食有节，宜进食营养丰富而易消化吸收的食物，宜低脂、低盐饮食，忌烟酒、浓茶。轻证可从事适当体力活动，以不觉劳累、不加重症状为度，避免剧烈活动。重症心悸应卧床休息，还应及早发现变证、坏病先兆症状，做好急救准备。

七、研究进展

现代研究证实，益气药能加强心肌收缩力，纠正心功能不全，同时能扩张冠状动脉，增加冠状动脉血流量，降低心肌耗氧量，所以冠心病气虚证应用益气药对其病理生理有很好的针对性。但现代医学又认为冠心病发病与血小板功能密切相关，血小板功能异常是血瘀证本质变化之一，故冠心病多有血瘀的变化，临床单纯气虚证者甚少，多气虚血瘀同现。气虚血瘀是心律失常的基本证型，所以临床多采用益气活血法。如临床常用稳心颗粒、参松养心胶囊等药物，对于多种心律失常收到不错的疗效。

八、临床经验

心悸，是指自觉心中悸动、惊惕不安，甚则不能自主的一种病证。心律失常是心血管疾病中重要的一组疾病，是由于心脏活动的起源和（或）传导障碍导致心脏搏动的频率和（或）节律异常。根据症状多属"心悸"范畴。

（一）病因病机认识

《金匮要略·惊悸吐衄下血胸满瘀血病脉证治》曰："寸口脉动而弱，动则为惊，弱则为悸。"多因外邪侵袭、体虚劳倦、情志内伤等，导致心神失宁，病位在心，与肝脾肺肾相关，可涉及一脏，或多脏同病。《丹溪心法·惊悸怔忡》："惊悸者血虚，惊悸有时，以朱砂安神丸。痰迷心膈者，痰药皆可，定志丸加琥珀、郁金。怔忡者血虚，怔忡无时，血少者多。有思虑便动，属虚。时作时止者，痰因火动。瘦人多因是血少，肥人属痰。寻常者多是痰。自觉心跳者是血少，四物、朱砂安神之类。"心悸应分虚实，吉教授认为，虚证多以心脾两虚多见，实证以心肝火旺为多。慢性病并发心悸者多存在胸中大气下陷，日久可以合并瘀血。

（二）证治

1. 结合现代检查，西为中用　心悸临证应辨清虚实的主次、缓急不同，分别治之。虚证以补气、温阳、养血、滋阴；实证泻火、行瘀、祛痰、化饮。由于心悸以心神不宁为其病理特点，故应酌情配入镇心安神之法。吉教授临床治疗心悸常结合西医的辨病，做到诊断明确，常结合心电图、24小时动态心电图，甚至心脏电生理检查，做到心中有数，针对恶性心律失常常配合西医治疗。心悸是患者的主观感觉，有些患者虽然症状明显，但检查结果正常，也有的患者没有症状，但却有严重心律失常，所以，常以中医脉诊结合心电图作为治疗结果的评价手段，也是他衷中参西思想的体现。

2. 结合诊断进行辨证　吉教授常结合心电图结果进行辨证分型，如缓慢性心律失常中医常辨证为寒证，多为气虚、阳虚，气虚多用升陷汤或归脾汤加减；阳虚多用温阳活血法，如麻黄附子细辛汤治疗病态窦房结综合征。快速性心律失常辨证多为热、为火，且分虚实，肝火上扰心神选用丹栀逍遥散加减，阴虚火旺常选用黄连阿胶汤或天王补心丹加减，对于快速房颤，表现为"心动悸，脉结代"，则是炙甘草汤的适应证。

3. 从调神论治　心神失养或心神不安可以导致经常不能获得正常睡眠，属于中医学"不寐"范畴。由于睡眠时间不足，不能消除疲劳，影响体力与精力，引起五脏气血失和，阴阳失调，不寐者常伴有心悸，常见于神经官能症、更年期综合征等；久病者脏腑功能失调，阴阳气血失衡，亦可出现不寐，或心悸伴有不寐。所以针对兼有不寐的心律失常患者，吉教授往往先进行不寐的辨治，镇静安神，治疗失眠，眠安则五脏六腑得养，心悸可不治而愈。

4. 从心肝脾论治　吉教授认为心悸虽为心之病，然与他脏直接相关，而与肝和脾关系较密切。

（1）肝郁气滞，肝火扰心：症见心悸时作，胸闷不适，烦躁易怒，胁肋胀痛，多随情志变化而增减，纳少口苦，舌红，苔薄黄，脉弦。治法：疏肝解郁，清热安神。逍遥散合栀子豉汤加减。常用药：柴胡、枳壳、川芎疏肝解郁、行气止痛，当归、白芍、甘草养血柔肝，茯苓、白术健脾，牡丹皮、栀子、淡豆豉凉血清心除烦，加远志、酸枣仁、龙骨、牡蛎安神定悸。

（2）心脾两虚，心血不足：心悸气短，头晕目眩，失眠健忘，面色无华，倦怠乏力，纳呆食少，舌淡红，脉细弱。治法：补血养心，益气安神，予归脾汤、炙甘草汤加减。常用药：黄芪、党参、白术、炙甘草以益气健脾，龙眼肉、熟地黄、当归以补养心血，茯神、远志、酸枣仁宁心安神，木香理气醒脾。

（3）心阳不振证：心悸不安，胸闷气短，动则尤甚，面色苍白，形寒肢冷，舌淡苔白，脉象虚弱或沉细无力。治法：温补心阳，安神定悸。桂枝甘草龙骨牡蛎汤合参附汤加减。常用药：桂枝、附子温振心阳，人参益气助阳，炙甘草益气养心，龙骨、牡蛎重镇安神定悸。

（4）气陷血瘀：心悸不安，胸闷、憋气，多于活动后加重，时有胸痛，痛如针刺，唇甲青紫，舌紫黯或有瘀斑，脉涩，或结或代。治法：益气养心，活血化瘀，升陷汤合桃红四物汤加减。常用药：柴胡、升麻、葛根、桔梗，升举胸中大气，黄芪、桃仁、红花、川芎、赤芍、丹参益气活血化瘀。伴有失眠者加龙骨、牡蛎以镇心安神定悸；伴心阳不振者加桂枝、甘草以温通心阳；气虚严重者，用人参大补元气。

5. 结合现代药理学　现代研究已经证实，许多中药都具有抗心律失常作用。具有抗实验性心律失常药理作用的中药涉及多种功能分类。如解表药中羌活、葛根，清热解毒药之山豆根、北豆根，清热泻火药之莲子心，清热燥湿药之黄连、黄柏、苦参等，清热凉血药之牡丹皮，温阳药之附子、淫羊藿，理气药之柿蒂、甘松，止血活血药之三七，化痰药之瓜蒌、沙棘，安神药之酸枣仁，平肝息风之钩藤、地龙、水芹、罗布麻，补气药之西洋参、人参、甘草，补血药之当归、何首乌，补阴药之麦冬等。吉教授认为不能只按照现代药理研究结果来使用中药，而应将辨证与药理研究有机结合，在中医辨证的基础上，遵循在中医理论体系指导下的辨证论治，符合中医病因病机，再参照现代药理研究配伍组方，才能起到更确切的临床疗效。

（三）典型病例

病例1

朱某，男，49岁，2014年8月4日初诊。反复心悸2年，加重1个月，自觉心慌心悸，胸闷憋气，活动后加重，伴倦怠乏力，头晕，纳差，舌体胖，有齿痕，质黯红，苔薄白，脉弱代。行心电图检查示：频发室早、二联律，BP 150/95 mmHg。诊断：心悸，辨证为气虚血瘀，予健脾益气，活血化瘀。处方归脾汤加减：党参15 g，黄芪30 g，白术10 g，云苓30 g，川芎15 g，益母草10 g，赤芍15 g，黄连12 g，丹参10 g，苦参15 g，甘草6 g，水煎服，每日1剂。服用7剂。

2014年8月11日二诊，胸闷心悸减轻，舌体胖，有齿痕，质黯红，苔薄略干，脉弱，加麦冬20 g，服用14剂。

2014年8月25日三诊，心慌心悸，倦怠乏力明显减轻，唯心下痞，纳差，舌黯红，苔薄，脉缓滑，加姜半夏 10 g，继服 7 剂。

2014 年 9 月 2 日复诊，纳眠佳，守方继服 1 个月，诸证减轻。复查 24 小时心电图：偶发室性早搏。

［心得体会］心悸的病名，首见于《金匮要略》和《伤寒论》，称之为"心动悸""心中悸""心下悸""惊悸"等，并认为其主要病因有惊扰、水饮、虚劳及汗后受邪等，并提出了基本治则及炙甘草汤等治疗心悸的常用方剂。心主血脉，脾主四肢，心气充沛，脾气健运，诸脉平和；心脾两虚，气血运行无力，痰瘀互结，则脉气不得顺接，心不得养，发为心悸，出现心慌。气血不达清窍及四肢，则头晕，乏力，代脉主病为气血亏损，脉气不能接续。吉教授选用党参、黄芪、白术、云苓合用，健脾养心，丹参、益母草、赤芍、养血活血，化瘀利水，川芎行血中之气，活血理气，现代药理研究表明黄连、苦参、丹参、赤芍均有抗心律失常作用，泽泻还具有降血脂、降低血尿酸的作用。

病例 2

李某，男，5 岁，2015 年 1 月 31 日初诊。心慌 1 年余。查体发现室性期前收缩，查 24 小时动态心电图示室早 15 次/分左右，后经口服西药治疗（具体药物不详），期前收缩数减少，纳少，近 1 年体重未见增长，眠可，二便调。苔薄白，脉细结代。中医诊断：心悸病，心脾两虚证。西医诊断：心律失常室性期前收缩。治以益气养血，健脾养心。处方以四君子汤合升陷汤加减，处方如下：党参 6 g，白术 6 g，云苓 9 g，黄芪 15 g，柴胡 6 g，知母 9 g，桔梗 6 g，当归 6 g，三七粉 3 g，甘草 3 g，7 剂，日 1 剂，水煎 2 次合药液 400 mL，早晚分两次饭后温服。

2015 年 2 月 7 日二诊，患儿心慌减轻，食欲略有好转，眠可，二便调。苔薄白，脉细结代。上方加山药 15 g，继服 14 剂。

［心得体会］患者是 5 岁的小男孩，处于身体生长发育的阶段，此阶段孩子的生理特点是脏腑娇嫩、形气未充，生机蓬勃、发育迅速，为满足生长发育的需求，常表现出"脾常不足"的特点，脾虚则气血化生不足，气血虚则心神失养，终致心脾两虚，治疗以四君子汤健脾益气，升陷汤以补益上焦心肺之气，以益气升阳、健脾养血，养心安神。治疗儿童用药量

宜轻灵，方中柴胡、知母以清热，防止补药助火。

原发性高血压

原发性高血压是以血压升高为主要临床表现的综合征，通常简称为高血压。高血压是多种心、脑血管疾病的重要病因和危险因素，影响重要脏器例如心、脑、肾的结构与功能，最终导致这些器官的功能衰竭，迄今仍是心血管疾病死亡的主要原因之一。中医学中没有高血压的病名记载，但根据其发病的症状可归于中医学中"眩晕""头痛"等范畴。

一、病因病机

眩晕病由清窍失养或扰动清窍而致。情志内伤，素体阳盛，加之恼怒过度，肝阳上亢，阳升风动，发为眩晕；或因长期忧郁恼怒，气郁化火，使肝阴暗耗，肝阳上亢，阳升风动，上扰清空，发为眩晕。饮食不节，损伤脾胃，脾胃虚弱，气血生化无源，清窍失养而作眩晕；或嗜酒肥甘，饥饱劳倦，伤于脾胃，健运失司，以致水谷不化精微，聚湿生痰，痰湿中阻，浊阴不降，引起眩晕。外伤、手术：头部外伤或手术后，气滞血瘀，痹阻清窍，发为眩晕。体虚、久病、失血、劳倦过度：肾为先天之本，藏精生髓，若先天不足，肾精不充，或者年老肾亏，或久病伤肾，或房劳过度，导致肾精亏虚，不能生髓，而脑为髓之海，髓海不足，上下俱虚，而发生眩晕。或肾阴素亏，肝失所养，以致肝阴不足，阴不制阳，肝阳上亢，发为眩晕。大病久病或失血之后，虚而不复，或劳倦过度，气血衰少，气血两虚，气虚则清阳不展，血虚则脑失所养，皆能发生眩晕。

本病病位在清窍，由气血亏虚、肾精不足致脑髓空虚，清窍失养，或肝阳上亢、痰火上逆、瘀血阻窍而扰动清窍发生眩晕，与肝、脾、肾三脏关系密切。眩晕的病性以虚者居多，故张介宾谓"虚者居其八九"，如肝肾阴虚、肝风内动，气血亏虚、清窍失养，肾精亏虚、脑髓失充。眩晕实证多由痰浊阻遏，升降失常，痰火气逆，上犯清窍，瘀血停着，痹阻清窍而成。眩晕的发病过程中，各种病因病机可以相互影响，相互转化，形成虚实夹杂；或阴损及阳，阴阳两虚。肝风、痰火上扰清窍，进一步发展可上蒙清窍，阻滞经络，而形成中风；或突发气机逆乱，清窍暂闭或失养，而引起晕厥。

本病以肝肾阴虚、气血亏虚的虚证多见，由于阴虚无以制阳，或气虚则生痰酿湿等，可因虚致实，而转为本虚标实之证；另一方面，肝阳、肝火、痰浊、瘀血等实证日久，也可伤阴耗气，而转为虚实夹杂之证。中年以上眩晕属肝阳上扰、肝火上炎、瘀血阻窍眩晕者，由于肾气渐衰，若肝肾之阴渐亏，而阳亢之势日甚，阴亏阳亢，阳化风动，血随气逆，夹痰夹火，上蒙清窍，横窜经络，可形成中风病，轻则致残，重则致命。眩晕病情轻者，治疗护理得当，预后多属良好；病重经久不愈，发作频繁，持续时间较长，严重影响工作和生活者，则难以根治。

现代医学认为，高血压可能是遗传易感性和环境因素相互影响的结果。其机制可能与交感神经活性亢进、肾素—血管紧张素—醛固酮系统（RAAS）激活、肾脏潴留过多钠盐、血管重建、内皮细胞功能受损、胰岛素抵抗等密切相关。

二、临床表现

（一）症状

1. 一般症状　大多数原发性高血压见于中老年人，起病隐匿，进展缓慢，病程长达十多年至数十年，初期很少有症状，约半数患者因体检或因其他疾病就医时测量血压后，才偶然发现血压增高，不少患者一旦知道患有高血压后，反而会产生各种各样神经症样症状，诸如头晕、头胀、失眠、健忘、耳鸣、乏力、多梦、易激动等，1/3～1/2 高血压患者因头痛、头胀或心悸而就医，也有不少患者直到出现高血压的严重并发症和靶器官功能性或器质性损害，出现相应临床表现时才就医。

2. 靶器官损害症状

（1）心脏：高血压病的心脏损害症状主要与血压持续升高有关，后者可加重左心室后负荷，导致心肌肥厚，继之引起心腔扩大和反复心衰发作。

（2）肾脏：原发性高血压肾损害主要与肾小动脉硬化有关，此外，与肾脏自身调节紊乱也有关，早期无泌尿系症状，随病情进展可出现夜尿增多伴尿电解质排泄增加，继之可出现尿液检查异常。

（3）脑：高血压可导致脑小动脉痉挛，产生头痛、眩晕、头胀、眼花等症状，当血压突然显著升高时可产生高血压脑病，出现剧烈头痛、呕吐、视力减退、抽搐、昏迷等脑水肿和颅内高压症状，若不及时抢救可以致死。

（4）眼底改变。

（二）体征

正确测量血压和心率，必要时测定立卧位血压和四肢血压；测量体重指数（BMI）、腰围及臀围；观察有无库欣面容、神经纤维瘤性皮肤斑、甲状腺功能亢进性突眼征或下肢水肿；听诊颈动脉、胸主动脉、腹部动脉和股动脉有无杂音；触诊甲状腺；全面的心肺检查；检查腹部有无肾脏增大（多囊肾）或肿块，检查四肢动脉搏动和神经系统体征。

三、实验室检查

1. 血生化（钾、空腹血糖、血清总胆固醇、甘油三酯、高密度脂蛋白胆固醇、低密度脂蛋白胆固醇和尿酸、肌酐）；全血细胞计数、血红蛋白和血细胞比容；尿液分析（尿蛋白、糖和尿沉渣镜检）；心电图。

2. 24 小时动态血压监测（ABPM）、超声心动图、颈动脉超声、餐后血糖（当空腹血糖≥6.1 mmol 时测定）、同型半胱氨酸、尿白蛋白定量（糖尿病患者必查项目）、尿蛋白定量（用于尿常规检查蛋白阳性者）、眼底、胸片、脉搏波传导速度（PWV）以及踝臂血压指数（ABI）等。

3. 对怀疑继发性高血压患者，根据需要可以分别选择以下检查项目：血浆肾素活性、血和尿醛固酮、血和尿皮质醇、血游离甲氧基肾上腺素（MN）及甲氧基去甲肾上腺素（NMN）、血和尿儿茶酚胺、动脉造影、肾和肾上腺超声、CT 或 MRI、睡眠呼吸监测等。对有合并疾病的高血压患者，进行相应的脑功能、心功能和肾功能检查。

四、诊断与鉴别诊断

（一）诊断

在未使用降压药物的情况下，非同日 3 次测量诊室血压，收缩压≥140 mmHg和/或舒张压 ≥ 90 mmHg。收缩压 ≥ 140 mmHg 和舒张压<90 mmHg为单纯收缩期高血压。患者既往有高血压史，目前正在使用降压药物，血压虽然低于140/90 mmHg，也诊断为高血压。

高血压的预后不仅与血压升高水平有关，而且与其他心血管危险因素存在以及靶器官损害程度有关。因此，从指导治疗和判断预后的角度，现在主张对高血压患者做心血管危险分层，将高血压患者分为低危、中危、高危和很高危，具体分层标准根据血压升高水平、其他心血管危险因素、糖尿病、靶器官损害以及并发症情况。

（二）鉴别诊断

当与继发性高血压相鉴别，具体包括：①肾实质性高血压；②肾血管性高血压；③原发性醛固酮增多症；④嗜铬细胞瘤；⑤柯氏综合征；⑥药物诱发的高血压。

五、治疗

（一）辨证要点

1. 辨脏腑　眩晕病位虽在清窍，但与肝、脾、肾三脏功能失常关系密切。肝阴不足，肝郁化火，均可导致肝阳上亢，其眩晕兼见头胀痛、面潮红等症状。脾虚气血生化乏源，眩晕兼有纳呆，乏力，面色㿠白等；脾失健运，痰湿中阻，眩晕兼见纳呆，呕恶，头重，耳鸣等；肾精不足之眩晕，多兼腰酸腿软，耳鸣如蝉等。

2. 辨虚实　眩晕以虚证居多，夹痰夹火亦兼有之；一般新病多实，久病多虚，体壮者多实，体弱者多虚，呕恶、面赤、头胀痛者多实，体倦乏力、耳鸣如蝉者多虚；发作期多实，缓解期多虚。病久常虚中夹实，虚实夹杂。

3. 辨体质　面白而肥多为气虚多痰，面黑而瘦多为血虚有火。

4. 辨标本　眩晕以肝肾阴虚、气血不足为本，风、火、痰、瘀为标。其中阴虚多见咽干口燥，五心烦热，潮热盗汗，舌红少苔，脉弦细数；气血不足则见神疲倦怠，面色不华，爪甲不荣，纳差食少，舌淡嫩，脉细弱。标实又有风性主动，火性上炎，痰性黏滞，瘀性留着之不同，要注意辨别。

（二）治疗原则

眩晕的治疗原则主要是补虚而泻实，调整阴阳。虚证以肾精亏虚、气血衰少居多，精虚者填精生髓，滋补肝肾；气血虚者宜益气养血，调补脾肾。实证则以潜阳、泻火、化痰、逐瘀为主要治法。

（三）分型论治

1. 肝阳上亢证　眩晕耳鸣，头痛且胀，遇劳、恼怒加重，肢麻震颤，失眠多梦，急躁易怒，舌红苔黄，脉弦。

治法：平肝潜阳，滋养肝肾。

代表方：天麻钩藤饮。

常用药：天麻、钩藤、石决明平肝息风；黄芩、栀子清肝泻火；益母草活血利水；牛膝引血下行，配合杜仲、桑寄生补益肝肾；茯神、首乌藤养血安神定志。全方共奏平肝潜阳，滋补肝肾之功。若见阴虚较盛，舌红少苔，脉弦细数较为明显者，可选生地黄、麦冬、玄参、何首乌、生白芍等滋补肝肾之阴。若肝阳化火，肝火亢盛，表现为眩晕、头痛较甚，耳鸣、耳聋暴作，目赤，口苦，舌红苔黄燥，脉弦数，可选用龙胆、牡丹皮、菊花、夏枯草等清肝泻火。便秘者可选加大黄、芒硝或当归龙荟丸以通腑泄热。眩晕剧烈，呕恶，手足麻木或肌肉瞤动者，有肝阳化风之势，尤其对中年以上者要注意是否有引发中风病的可能，应及时治疗，可加珍珠母、生龙骨、生牡蛎等镇肝息风，必要时可加羚羊角以增强清热息风之力。

2. 肝火上炎证　头晕且痛，其势较剧，目赤口苦，胸胁胀痛，烦躁易怒，寐少多梦，小便黄，大便干结，舌红苔黄，脉弦数。

治法：清肝泻火，清利湿热。

代表方：龙胆泻肝汤。

常用药物：龙胆、栀子、黄芩清肝泻火；柴胡、甘草疏肝清热调中；木通、泽泻、车前子清利湿热；生地黄、当归滋阴养血。全方清肝泻火利湿，清中有养，泻中有补。若肝火扰动心神，失眠、烦躁者，加磁石、龙齿、珍珠母、琥珀，清肝热且安神。肝火化风，肝风内动，肢体麻木、颤振，欲发中风病者，加全蝎、蜈蚣、地龙、僵蚕，平肝息风，清热止痉。

3. 痰浊上蒙证　眩晕，头重如蒙，视物旋转，胸闷作恶，呕吐痰涎，食少多寐，苔白腻，脉弦滑。

治法：燥湿祛痰，健脾和胃。

代表方：半夏白术天麻汤。

常用药：二陈汤理气调中，燥湿祛痰；配白术补脾除湿，天麻养肝息风；甘草、生姜、大枣健脾和胃，调和诸药。头晕头胀，多寐，苔腻者，加藿香、佩兰、石菖蒲等醒脾化湿开窍；呕吐频繁，加代赭石、竹茹和胃降逆止呕；脘闷、纳呆、腹胀者，加厚朴、白蔻仁、砂仁等理气化湿健脾；耳鸣、重听者，加葱白、郁金、石菖蒲等通阳开窍。痰浊郁而化热，痰火上犯清窍，表现为眩晕，头目胀痛，心烦口苦，渴不欲饮，苔黄腻，脉弦滑，用黄连温胆汤清化痰热。若素体阳虚，痰从寒化，痰饮内停，上犯清窍者，用苓桂术甘汤合泽泻汤温化痰饮。

4. 瘀血阻窍证　眩晕头痛，兼见健忘，失眠，心悸，精神不振，耳鸣耳聋，面唇紫暗，舌瘀点或瘀斑，脉弦涩或细涩。

治法：活血化瘀，通窍活络。

代表方：通窍活血汤。

常用药：赤芍、川芎、桃仁、红花活血化瘀通络；麝香芳香走窜，开窍散结止痛，老葱散结通阳，二药共呈开窍通阳之功；黄酒辛窜，以助血行；大枣甘温益气，缓和药性，配合活血化瘀、通阳散结开窍之品，以防耗伤气血。全方共呈活血化瘀、通窍活络之功。若见神疲乏力，少气自汗等气虚证者，重用黄芪，以补气固表，益气行血；若兼有畏寒肢冷，感寒加重者，加附子、桂枝温经活血；若天气变化加重，或当风而发，可重用川芎，加防风、白芷、荆芥穗、天麻等理气祛风之品。

5. 气血亏虚证　头晕目眩，动则加剧，遇劳则发，面色㿠白，爪甲不荣，神疲乏力，心悸少寐，纳差食少，便溏，舌淡苔薄白，脉细弱。

治法：补养气血，健运脾胃。

代表方：归脾汤。

常用药：黄芪、人参、白术、当归健脾益气生血；龙眼肉、茯神、远志、酸枣仁养心安神；木香理气醒脾，使其补而不滞；甘草调和诸药。全方有补养气血，健运脾胃，养心安神之功效。若气虚卫阳不固，自汗时出，易于感冒，重用黄芪，加防风、浮小麦益气固表敛汗；脾虚湿盛，泄泻或便溏者，加薏苡仁、泽泻、炒扁豆，当归炒用健脾利水；气损及阳，兼见畏寒肢冷，腹中冷痛等阳虚症状，加桂枝、干姜温中散寒；血虚较甚，面色㿠白无华，加熟地、阿胶、紫河车粉（冲服）等养血补血，并重用参芪以补气生血。若中气不足，清阳不升，表现时时眩晕，气短乏力，纳差神疲，便溏下坠，脉象无力者，用补中益气汤补中益气，升清降浊。

6. 肝肾阴虚证　眩晕久发不已，视力减退，两目干涩，少寐健忘，心烦口干，耳鸣，神疲乏力，腰酸膝软，遗精，舌红苔薄，脉弦细。

治法：滋养肝肾，养阴填精。

代表方：左归丸。

常用药：熟地黄、山萸肉、山药滋阴补肾；枸杞子、菟丝子补益肝肾，鹿角霜助肾气，三者生精补髓；牛膝强肾益精，引药入肾；龟甲胶滋阴降火，补肾壮骨。全方共呈滋补肝肾，养阴填精之功效。若阴虚生内热，表现咽干口燥，五心烦热，潮热盗汗，舌红，脉弦细数者，可加炙鳖甲、知母、青蒿等滋阴清热；心肾不交，失眠、多梦、健忘者，加阿胶、鸡子黄、酸枣仁、柏子仁等交通心肾，养心安神；若水不涵木，肝阳上亢者，可加清肝、平肝、镇肝之品，如龙胆草、柴胡、天麻等。

（四）其他疗法

1. 成药验方

（1）龙胆泻肝丸，每次 3～6 g，每日 2 次，适用于肝胆湿热证。

（2）全天麻胶囊，每次 2~6 粒，每日 3 次，适用于肝风上扰证。

（3）杞菊地黄丸，每次 3~6 g，每日 2 次，适用于肝肾阴虚证。

（4）松龄血脉康胶囊，每次 3 粒，每日 3 次，适用于肝阳上亢证。

2. 针灸疗法　宜取内关、风池、曲池、太冲。痰多配丰隆；胸闷刺内关、膻中；宜平补平泻，并可配合艾灸。

六、预防与调护

保持心情开朗愉悦，饮食有节，注意养生，保护阴精，有助于预防本病。患者的病室应保持安静、舒适，避免噪声，光线柔和。保证充足的睡眠，注意劳逸结合。保持心情愉快，增强战胜疾病的信心。饮食以清淡易消化为宜，多吃蔬菜、水果，忌烟酒、油腻、辛辣之品，少食海腥发物，虚证眩晕者可配合食疗，加强营养。眩晕发作时应卧床休息，闭目养神，少做或不做旋转、弯腰等动作，以免诱发或加重病情。重症患者要密切注意血压、呼吸、神志、脉搏等情况，以便及时处理。

七、研究进展

现代研究证实，肾虚血瘀是老年人高血压病的根本病机。因此，治疗过程中应以补肾益气活血化瘀为主。研究表明，老年高血压交感神经、肾素—血管紧张素系统、儿茶酚胺等神经体液因子的激活促进了动脉僵硬程度的增加和血管内皮功能紊乱，减弱了一氧化氮的抗增殖作用；再者肾血流量和肾小球滤过率减低，从而导致水钠潴留、细胞外液量增多，这与中医病机"肾虚血瘀"相辅相成。

八、临床经验

吉中强教授对眩晕病（原发性高血压）的病因病机的认识建立在对中医经典和历代医家著作反复研读的基础上，博采众长，形成自己独到的见解。他认为眩晕病（原发性高血压）是由于肝肾亏虚、气血不足导致脑髓空虚、清窍失养而发病，或肝阳上亢、风阳上扰、瘀血阻窍、痰火上逆，扰动或阻痹清窍而发，与肝、肾、心、脾等脏密切相关。虚者多肝肾阴虚、气血不足、肾精亏虚、脑髓失充等；实者多痰瘀阻遏、风火气逆、气机升降失调等。本病多见虚实夹杂、本虚标实之证。吉中强教授尤其重视肝、肾两脏对原发性高血压（眩晕病）的影响，灵活运用平肝潜阳、疏肝解郁、柔肝和血、清肝息风等治肝之法，对老年人高血压病多见的肾虚血瘀证有比较深刻的认识，并且认为血瘀证往往是贯穿于高血压病整个疾病过程中的，注重多种活血法的运用。

（一）肝脏与眩晕病

《素问·至真要大论》曰："诸风掉眩，皆属于肝。"中医学很早就认识到肝脏与眩晕的关系极为密切。肝的主要生理功能为主疏泄与藏血。其生理特点：肝为刚脏，主升发，体阴而用阳，喜调达而恶抑郁。肝主疏泄，可调畅全身脏腑器官之气机，以维持人体血液的运行、促进脾胃的运化、水液的代谢等。在肝脏的调畅气机作用下，气血顺利地运行，情志舒畅。周学海在《读医随笔》云："故凡脏腑十二经之气化，皆必借肝胆之气化以鼓舞之，始能条畅而不病。"肝主藏血，对维持人体正常功能具有十分重要的调节作用。王冰说："肝藏血，心行之。人动则血运于诸经，人静则血归于肝脏。何也？肝主血海故也。"《素问·五脏生成》谓："肝受血而能视，足受血而能步，掌受血而能握，指受血而能摄。"肝脏通过其藏血的功能，依据机体之需调节循环血量。

若肝之阴阳气血失调，可出现肝气郁结，郁久化火，风火上扰清窍而发为眩晕，症见头晕，目眩，头胀，头痛，口干口苦，胸胁胀满，心烦，不寐，舌红，苔黄，脉弦或弦数等。或肝肾阴虚，阴不敛阳，肝阳上亢而发为眩晕，症见头晕眼花，头痛且胀，急躁易怒，面红，目赤，口苦，耳鸣，便干溲赤，舌红，苔黄，脉弦数或弦细等。或肝肾之阴血不足，无以上荣清窍而发为眩晕，症见头晕眼花，腰膝酸软，耳鸣，心悸，失眠，两目干涩，舌红苔少，脉细或细数等。

吉中强教授深悉肝脏的生理病理特点及肝脏与眩晕病（原发性高血压）的关系，在治疗过程中，大量运用平肝潜阳、疏肝解郁、柔肝和血、清肝息风等治肝之法；另外，针对目前社会上人们心理压力普遍偏大、长期工作紧张、负面情绪过多导致肝阳上亢、肝郁化火等证型患者增多、高血压病发病趋向年轻化的情况，吉中强教授从肝论治高血压病时，还非常注重患者的心理治疗，常常不顾诊务繁忙，不厌其烦地对就诊患者进行心理疏导和健康宣教，告知患者长期精神紧张、负面情绪过多会明显增加心血管病风险，鼓励患者保持心境开朗，注重心理健康，每每取得更为满意的效果。

典型病例

刘某，男，1942 年 3 月。2015 年 7 月 16 日初诊。小暑。头晕反复发作 7 年余。患者头目眩晕，偶有胸闷、憋气，肝区胀满，心烦，纳可，眠差，小便调，大便干。舌质暗红，苔薄白，脉弦。既往史：原发性高血压、高脂血症病史 7 年。体格检查：BP 165/95 mmHg。辅助检查：TG 3.3 mmol/L，ALT 49 U/L。中医诊断：眩晕病，肝阳上亢兼有瘀血痰浊。西医诊断：原发性高血压、高脂血症。治法：平肝潜阳，活血降浊。处方：天麻钩藤饮加减。天麻 9 g，钩藤 15 g，石决明 30 g，生龙骨 30 g，生牡蛎 30 g，川牛膝 9 g，黄芩 9 g，菊花 9 g，丹参 15 g，葛根 30 g，泽泻 9 g，枳实 9 g，山楂 9 g，瓜蒌 15 g，7 剂，每日 1 剂，水煎 2 次合药液 400 mL，早晚分两次饭后温服。

［心得体会］《素问·至真要大论》有"诸风掉眩，皆属于肝"，《类证治裁·眩晕论治》曰："肝胆乃风木之脏，相火内寄，其性主升主动，以致目昏耳鸣，震眩不定"。肝木旺，易生风生火致眩，可见肝脏在高血压的发病中有着至关重要的作用。肝主疏泄对于人体气血运行、精神情志、消化吸收、水液代谢等功能均有极其重要的调节作用。肝阳偏亢，上扰清窍或肝肾阴血不足，水不涵木，导致风阳升动均可发为高血压眩晕。以天麻钩藤饮平肝潜阳为主，佐以活血化瘀、理气降浊的通脉降脂汤，既针对病因治疗，又兼顾病理产物，起到标本兼治的作用。

（二）肾脏与眩晕病

《灵枢·海论》曰："脑为髓之海，其输上在于其盖，下在风府……髓海有余，则轻劲多力，自过其度；髓海不足，则脑转耳鸣，胫酸眩冒，目无所见,懈怠安卧。"明代张介宾在《景岳全书·眩运》中认为"无虚不能作眩"。其在《内经》"上虚则眩"的理论基础上,对下虚致眩作了详尽的论述,他在《景岳全书·眩运》中说:"头眩虽属上虚,然不能无涉于下。盖上虚者,阳中之阳虚也;下虚者,阴中之阳虚也。"指出肾气不足亦可至眩晕。肾阴又称元阴、真阴、真水、肾水,是人体阴液的根本,对人体各个脏腑起着濡养、滋润的作用。当肾阴亏虚时不但可以出现阴虚内热,而且可以引起人体各脏腑的阴液不足。如心脏失于肾阴滋养,可出现心肾阴虚,心火上炎及心肾不交等证;肝脏失于肾阴的滋养,可出现肝阳上亢,肝风内动等证。肾为先天之本,主藏精生髓。或先天不足、劳累过度、年老体虚,均使肾精亏耗、肾气不足,而脑为髓之海,髓海不足,发生眩晕,症见头晕眼花,腰膝酸软,耳鸣,心悸,气短,乏力,失眠健忘,肢体麻木,夜尿频,舌淡边红有齿痕,或见畏寒肢冷、舌淡胖,苔白,脉沉细或细弱。

吉中强教授在多年临床实践中发现,老年高血压病患者中,肾虚血瘀证尤为多见。他认为,肾虚是疾病发展到后期的必然结局,无论从发病年龄还是发病过程都证明肾精亏虚是老年人高血压病的重要发病基础。肾藏精生髓通于脑,脑为髓之海,肾的生理功能减退,不能化生、充养脑髓,而导致眩晕,故髓海不足,眩晕耳鸣首责肾精亏虚。《灵枢·口问》中则说:"上气不足,脑为之不满,耳为之苦鸣,头为之苦倾,目为之眩。"陈修园也认为"肾为肝母,而主藏精,精虚则脑海空虚而为头重,故《内经》以肾虚及髓海不足立论也"。另外,虚中夹瘀、血脉阻滞为老年高血压病的常见病理变化。中医学认为"精血同源",肾阴或肾阳均以肾中精气为物质基础,肾精的充盛滋养着血脉的充盈,若肾虚阳气不足,则温煦推动血运无力,血行迟缓,瘀血阻滞脉络;若肾虚阴精亏少,则血脉失濡,脉道枯涩,血行不畅,皆可使脑窍失养而眩晕频作。正如《读医随笔》所说:"阳虚必血凝,阴虚血必滞。"瘀血留滞,新血不生,更加重了血虚,血不生精,髓无所养,形成了恶性循环。故老年高血压病患者常见的老年斑、色素沉着、皮肤粗糙、持久麻木等,都是血脉瘀滞不畅的征象。因此,在老年高血压的病理过程中,肾精亏虚是一始动机制,在肾虚的基础上并发血瘀是老年高血压病常见的病理变化。

典型病例

张某，女，1950年4月。2015年8月5日初诊。大暑。头晕头痛5年余。头晕、头痛，伴耳鸣，心慌，腰腿疼，纳可，眠差，夜尿频，大便调。舌质稍黯，有齿痕，苔薄白，脉弦细。既往史：原发性高血压病史5年，服用西药降压，血压常有波动。体格检查：BP 155/92 mmHg。中医诊断：眩晕病，肾虚血瘀证。西医诊断：原发性高血压。治法：滋阴补肾，活血化瘀，佐以安神。处方：六味地黄丸加味。生地黄9 g，熟地黄9 g，山萸肉9 g，牡丹皮9 g，泽泻15 g，茯神30 g，桃仁9 g，红花9 g，川牛膝9 g，菊花9 g，石决明30 g，生龙骨30 g，生牡蛎30 g，土鳖虫6 g。7剂，水煎服，日1剂，水煎2次，合药液400 mL，早晚分两次饭后温服。

［心得体会］肾为人体先天之本，藏精，主骨生髓，内寓元阴元阳。老年高血压眩晕以肝肾亏虚多见，老年人肾脏已衰，或久病伤肾，肾精衰少；脑为髓之海，髓海不足，则脑转耳鸣，胫酸眩冒，虚热内扰则睡眠不安。年老久病的高血压患者还多兼血瘀，或因气虚致瘀：因年高脏器虚衰、气血亏虚或久病伤气而致气虚，气虚不能帅血，则鼓动无力，可致血流缓慢、涩滞沉积，而在经脉中形成瘀血。即王清任说的"元气既虚，必不能达血管，血管无气，必停留而瘀"。或因阴虚致瘀：阴虚则津亏液少，势必不能载血循经畅行，加之阴虚内热，燥热煎熬，营血涩滞，日久成瘀。方以六味地黄丸补肾滋阴，牡丹皮合桃红、土鳖虫活血化瘀，牛膝活血、引血下行，肝肾亏虚则常兼有阴虚阳亢之证，加菊花、石决明、生龙牡以平肝安神。

（三）血瘀证与眩晕病

吉中强教授半生致力于中医气血理论的研究，血瘀病、活血化瘀法是其主攻方向之一，故对于血瘀证与原发性高血压（眩晕病）认识较为深刻。吉中强教授认为瘀血是原发性高血压（眩晕病）发病的重要因素和主要病理产物之一。古人已有血瘀与眩晕发病有着重要关系的论述。虞抟倡有"血瘀致眩"的观点；杨仁斋《直指方》则曰："瘀滞不行，皆能眩晕。"一方面瘀血阻痹脉络，血运不畅、清阳不升、清窍失养而发为眩晕；另一方面，在眩晕发生发展过程中，肝郁气滞、火热熬煎、痰浊阻痹、阴亏血少、阳虚寒凝等病理过程中，皆可引起血行不畅、壅阻停滞、久而成瘀的结果。临床上，高血压病患者常见头晕、头部刺痛、胸痛、口唇紫暗、舌质暗红有瘀斑瘀点、舌下脉络迂曲等症。现代医学研究认为，高血压病血瘀证是多种因素共同作用的结果，主要反映在血液流变学异常、血小板功能失常和微循环障碍等方面，另外，高血压与动脉粥样硬化症常相伴而生、互相促进，有学者认为引起血压升高的原始动因是血流供求关系的不平衡，而这种特殊的病理现象，是由动脉粥样硬化、血管壁增厚、变硬、管腔狭窄，同时内皮细胞受损、血小板凝聚、血细胞比容增高、血循障碍、血栓形成等诸多因素所致。流行病学调查中发现，血瘀证在高血压病病变过程中存在并影响其发生发展，已成为高血压病重要的病理机制之一。高血压病中医辨证无论为何种证型，均可伴发血瘀证。吉中强教授在治疗高血压病的过程中，灵活运用活血化瘀、理气活血、补肾活血、养血活血、益气活血、活血安神、活血化浊等方法，在每一种证型的辨治过程中几乎都能看到治血手法的运用，在心血管疾病的防治方面达到了满意的效果。

从血瘀论治高血压病方面，吉中强教授不但有全面的理论研究基础，更有多年的实验研究成果。吉中强教授在血府逐瘀汤基础上创立了新血府逐瘀汤（并有软胶囊制剂），由桃仁、红花、赤芍、川芎、牛膝、山楂、生地黄、当归、何首乌、枳实、泽泻组成，多项围绕新血府逐瘀汤对高血压大鼠及高血压病患者的实验研究表明，新血府逐瘀汤能够改善高血压大鼠的心肌纤维化，其机制可能为行气活血、抑制血管平滑肌细胞增殖以及防治高血压血栓前状态、改善内皮功能等；新血府逐瘀汤单独应用或无明显降压效果，但能够有效升高血清 NO、降低 Ang II 水平，提示活血化瘀疗法在改善高血压血管重塑方面有明显疗效；新血府逐瘀软胶囊合用依那普利在改善内皮功能、降低氧化低密度脂蛋白方面远远优于依那普利单用，提示中药活血化瘀疗法在改善高血压患者内皮功能等方面有明显疗效；新血府逐瘀软胶囊能调整高血压病患者血脂，改善内皮功能，降低心肌胶原含量，有效抑制血管平滑肌细胞增殖以逆转心肌纤维化。研究成果从多方面、多角度探讨了血瘀证与高血压病的发生发展之间的关系，提示活血化瘀中药的多靶点作用在调节高血压病患者的血脂水平、改善高血压病患者血管内皮功能、防治高血压病患者心肌纤维化及血管重塑等方面具有可观的疗效及前景。

典型病例

李某，女，1957 年 11 月。2015 年 7 月 16 日初诊。小暑。头晕头痛反复发作 2 年余。2 年前无明显诱因出现头晕，头部刺痛，情绪不稳，嗳气，腹胀，纳少，眠差，二便调。舌质暗，可见瘀点，苔薄腻，脉细。既往史：原发性高血压、高脂血症病史 2 年，服用西药降压。体格检查：BP 155/90 mmHg。中医诊断：眩晕病，血瘀兼有血浊证。西医诊断：原发性高血压、高脂血症。治法：活血理气，化浊通脉。处方：新血府逐瘀汤。桃仁 9 g，红花 9 g，赤芍 9 g，川芎 12 g，川牛膝 15 g，山楂 15 g，生地黄 15 g，当归 12 g，何首乌 12 g，枳实 15 g，泽泻 12 g。7 剂，水煎服，日 1 剂，水煎 2 次，合药液 400 mL，早晚分两次饭后温服。

［心得体会］血府逐瘀汤为清代医家王清任所创，作为经典的活血化瘀方药被广泛应用在临床各个领域中，其疗效已被古今学者所认可。通脉降脂 I 号是吉中强教授研制的院内制剂，由何首乌、泽泻、山楂、茵陈组成，具有活血化瘀、化浊补肾的功效，其对调节总胆固醇、甘油三酯、低密度脂蛋白、高密度脂蛋白、载脂蛋白和血小板聚集均有良好的作用。吉中强教授所创新血府逐瘀汤由血府逐瘀汤与通脉降脂 I 号加减化裁而来，方中以桃仁、红花、赤芍、川芎、牛膝、山楂活血化瘀，为君药；生地黄、当归、何首乌养血活血，为臣药；枳实行气，川芎行气活血，泽泻利湿化浊，共为佐使。两方相合，加强了血府逐瘀汤行气活血、补肾养血、利湿化浊之功效，临床上对于高血压病见有血瘀证、血浊证的病例具有满意的疗效。

高脂血症

血脂异常通常指血浆中胆固醇和（或）甘油三酯升高，俗称高脂血症。实际上高脂血症也泛指包括低高密度脂蛋白血症在内的各种血脂异常。血浊是指血液受体内外各种致病因素影响，失却其清纯状态或丧失其循行规律，影响其生理功能，因而扰乱脏腑气机的病理现象。换言之，血流动力学异常、血液中滞留有害代谢产物以及循行障碍等，皆可称之为血浊。

一、病因病机

浊存于血中，致病极为广泛。如血浊失荣，污脑浊神，则致头脑昏沉，记忆衰退，精神涣散，思维迟钝。浊血污心，则致心悸胸痹，怔忡眩晕。浊血污肺，则致息微气弱，咳嗽痰喘。浊血污肝，则致烦躁易怒，胀痛积瘕。浊血污脾，则致胃胀呕逆，纳呆泄泻。浊血污肾，则致阳痿遗泄，耳鸣头空。浊血凝涩关节，则致关节僵直，疼痛不适。血中积浊，则致血脂高黏，流变失常。浊血停着皮肤，则致面色晦滞，易生斑点。浊血凝涩，久则化生痰瘀毒，四者胶结，生积生瘕，或为癌肿等。

二、临床表现

一般单纯的高脂血症无特殊症状，后期多为合并高血压病、冠心病、脑血管病等相关动脉粥样硬化性疾病的临床症状，如头晕、头痛、胸闷、胸痛、乏力等。

三、辅助检查

1. 血生化（钾、空腹血糖、血清总胆固醇、甘油三酯、高密度脂蛋白胆固醇、低密度脂蛋白胆固醇、肝功能及尿酸、肌酐）；全血细胞计数、血红蛋白和血细胞比容；尿液分析（尿蛋白、糖和尿沉渣镜检）。

2. 合并疾病的相关检查，如 24 小时动态血压监测（ABPM）、超声心动图、颈动脉超声、餐后血糖（当空腹血糖≥6.1 mmol 时测定）、同型半胱氨酸、尿白蛋白定量（糖尿病患者必查项目）、尿蛋白定量（用于尿常规检查蛋白阳性者）、眼底、胸片、脉搏波传导速度（PWV）以及踝臂血压指数（ABI）等。

四、诊断

（一）疾病诊断

1. 中医诊断　高脂血症中医一般以"膏浊""血浊""痰浊"称之。本中医诊疗方案（试行）以"血浊病"作为命名。

（1）临证特点常见眩晕、胸闷、头目昏蒙等。

（2）实验室检查主要为血浆中胆固醇和（或）甘油三酯升高，包括低高密度脂蛋白血症在内的各种血脂异常。

2. 西医诊断　参照 2007 年《中国成人血脂异常防治指南》。

（二）证候诊断

1. 痰浊内阻证　形体肥胖，头重如裹，胸闷，呕恶痰涎，肢重，口淡，食少，舌胖，苔滑腻，脉滑。

2. 气滞血瘀证　胸胁胀闷，走窜疼痛，舌质暗有瘀点或瘀斑，脉弦或涩。

3. 脾虚湿困证　乏力，头晕，胸闷，纳呆，恶心，身困，脘胀，舌淡，体胖大有齿痕，苔白腻，脉细弱或濡缓。

4. 肝肾阴虚证　眩晕，耳鸣，腰酸，膝软，健忘，失眠，口干，舌质红，少苔，脉细数。

五、治疗方案

（一）辨证选择口服中药汤剂或中成药

1. 痰浊内阻证

治法：化痰降浊，通经活络。

推荐方药：二陈汤加减。陈皮、半夏、茯苓、白术、泽泻、丹参、郁金、决明子、山楂等。

中成药：荷丹片、脂必泰胶囊、丹蒌片等。

2. 气滞血瘀证

治法：行气活血，化瘀降浊。

推荐方药：血府逐瘀汤加减。当归、生地黄、桃仁、红花、枳壳、柴胡、香附、川芎、赤芍、牛膝、丹参、山楂等。

中成药：荷丹片、蒲参胶囊、脂必泰胶囊等。

3. 脾虚湿困证

治法：益气健脾，化湿和胃。

推荐方药：参苓白术散加减。党参、白术、丹参、茯苓、泽泻、薏苡仁、葛根、陈皮、木香、山楂、甘草等。

中成药：脂必泰胶囊、丹蒌片等。

4. 肝肾阴虚证

治法：滋补肝肾，养血益阴。

推荐方药：一贯煎加减。生地黄、沙参、麦冬、当归、枸杞、川楝子、泽泻、丹参、决明子、何首乌、山楂等。

中成药：蒲参胶囊、荷丹片等。

此外，部分患者虽无临床症状，但实验室诊断指标异常，亦可予中成药治疗。

（二）针灸治疗

1. 治疗原则　按照经络理论，可根据不同分期、不同证候选择合理的穴位配伍和适宜的手法进行。治疗主要以耳针、体针、腹针为主。

2. 针灸方法

（1）耳针：取脾、胃、内分泌等穴，或取敏感点。

方法：用耳贴王不留行籽压穴。每次取 4~6 穴，两耳交替，3 天换药 1 次，5 次为 1 个疗程，共 1~4 个疗程。

（2）体针：风池、曲池、内关、血海、丰隆、三阴交、太冲。

（3）腹针疗法：采用平补平泻手法，用引气归原取穴法。

（三）治疗设备

根据病情需要和临床症状，可选用光能生物治疗仪等。

（四）其他疗法

1. 山楂玫瑰花茶　用干山楂6 g，玫瑰花3 g泡茶饮用。

2. 绞股蓝茶　用绞股蓝叶2~3 g开水冲泡后饮用。

3. 普洱菊花茶　用普洱茶、菊花各2~3 g开水冲泡后饮用。

4. 槐花莲子心茶　干槐花、莲心各2~3 g泡茶饮用。

5. 葛根茶　葛根2~3 g泡茶饮用。

（五）治疗性生活方式改变（TLC）

血浊患者除药物治疗外，生活方式的改变是血脂增高防治的重要手段。由于高脂血症与饮食和生活方式有密切关系，所以无论什么原因造成血脂增高，都应选用TLC。

1. 适当的运动及控制体重　应选择中等强度的运动，一般控制在50%~70%最大耗氧量，运动时间和频率保证每次运动时间在30~40分钟。运动方式：对于无心、脑血管疾病的血浊者可采用长时间、慢速度、长距离的有氧训练。高甘油三酯血症和血清HDL-C过低者应以控制体重为主要目标。

2. 膳食治疗　膳食治疗的目标是对有关的营养成分规定一个限度，参考美国成人高胆固醇检出、评价与治疗方案（ATPII）的膳食治疗方案，根据我国人群90年代膳食情况略做修改。

膳食治疗原则与要求如下。①能量：每餐7~8分饱，少进食肥肉、油炸食品、各类甜食及甜饮料。每日能量摄入20~25 kcal/kg。②糖类：占总能量的50%~60%，每日主食6~8两。③蛋白质：占总能量的15%~20%。④脂肪：占总能量的20%~30%。S（短链脂肪酸）<10%（甚至6%~8%），P（磷脂）为10%，M（中链脂肪酸）≥10%。胆固醇每日摄入250~300 mg（某些患者须限制在150~200 mg）。⑤降脂食物：多选食酸奶、大蒜、洋葱、苜蓿、香菇、木耳、山楂、绿豆、黄豆及其制品。多饮绿茶，或喝些含糖少的猕猴桃或山楂饮料。⑥戒酒：过多饮酒使每日总能量摄入过高。酒精可促进胆固醇及甘油三酯的合成，升高血脂。

六、预防与调护

保持心情开朗愉悦，饮食有节，饮食以清淡易消化为宜，多吃蔬菜、水果，忌烟酒、油腻、辛辣之品，少食海腥发物，加强营养。合并其他疾病时要密切注意血压、呼吸、神志、脉搏等情况，以便及时处理。

七、临床经验

（一）病因病机认识

动脉粥样硬化的危险因素之一包括高脂血症，有原发、继发两种。脂质和脂蛋白的代谢缺陷造成的为原发性，由于饮食、生活习惯、药物或继发于某些疾病（如甲状腺疾病、糖尿病、肾脏疾病等）造成的为继发性，分为高胆固醇血症和高甘油三酯血症。高脂血症病名中医历代医书未见记载。最早论及"脂者"的记载为《灵枢·卫气失常》："脂者，其血清，气滑少"。吉教授认为血浊的病理机制多在于痰、瘀、虚，属于本虚标实，本虚主要为脾、肝、肾三脏虚损；标实主要指痰浊和瘀血。

1. 脾失运化　高脂血症临床多见于肥胖者，胖人多痰湿。脾胃运化功能在脂质代谢中起主要作用。中医认为高脂的形成原因有二：一为膏粱厚味摄入过多，脾胃失于运化，聚而为痰、为实；二为脏腑功能失常，不能正常运化，影响水谷精微化生、输布、代谢，亦聚而为痰，为因虚致实。

2. 肾虚　高脂血症常出现在中年后，随年龄增长发病率逐渐增高。《内经》云：男子"七八，肝气衰，筋不能动，天癸竭，精少，肾脏衰，形体皆极"，女子"七七任脉虚，天癸竭，地道不通""年过四十而阴自半"。肾为先天之本，具有主持和调节人体津液代谢的作用，人至中年，肾气渐衰，调节津液代谢的功能失调，痰湿内生，凝聚为脂。五脏功能相关，肾虚日久及脾，脾肾两虚，水湿不化，痰浊中生，痰浊日久内阻则可影响气血的正常运行而血瘀，加之脏腑功能虚损，气血亏虚，影响气血正常运行，导致血脉瘀滞。

3. 肝失疏泄　吉教授重视人的社会属性，认为人们的生活、工作、家庭的压力常与肝的功能密切相关。肝主疏泄，功能正常则气机运行正常，气血调畅，血脉通利。反之，情志不遂，肝失疏泄，气机不利，气滞则血瘀，气滞则水停，津液与血液运行失常，留而为痰为瘀，阻滞血脉。此外，肝失疏泄，横逆犯脾，肝脾不调导致阴阳气血失和，痰浊内生，久则痰瘀互阻，阻滞血脉，形成高脂血症。年老肾虚，肝体亦虚，同样会影响肝脏正常疏泄功能的发挥，引起瘀血、痰浊。

4. 瘀血内阻　现代医学表明，高脂血症与动脉粥样硬化密切相关，心脑血管患者往往合并高脂血症，动脉粥样硬化斑块阻于脉道，影响气血运行，必然导致血瘀。中医认为久食膏粱厚味，可助阳生气、生阴。生阴者，转化为脂液，浸淫脉道，脉膜变异（指血管内粥样斑块形成），血行不利，堵塞气之运行，则气结血瘀，引起脉痹。久食膏粱厚味，还能够损伤脾胃，使脾气不能升清化浊，湿浊内阻，经脉不畅，日久成瘀。肝郁气滞、肝失疏泄、脾胃升降失常、肾虚等脏腑功能的虚损及功能失常亦可引起血瘀。吉教授认为高脂血症可以导致瘀血，瘀血可以进一步影响脂质代谢功能，加重高脂血症。

（二）证治

吉中强教授早在 80 年代就开始中药降血脂的研究，认为痰浊、血瘀、肾虚为本病的病机。按照补肾祛痰活血组方的通脉降脂 I 号，由茵陈、何首乌、山楂、泽泻组成，共奏补肾活血通脉、化湿降脂之功，降低总胆固醇、甘油三酯、低密度脂蛋白胆固醇，升高高密度脂蛋白胆固醇、载脂蛋白 A，并且抑制血小板聚集率。临床观察高脂血症患者 96 例，与非诺贝特对照，结果显示通脉降脂 I 号对 TC、TG、LDL-C 的作用与非诺贝特无显著差异，对载脂蛋白和 HDL-C 的作用优于非诺贝特；体外给药和口服给药对血小板聚集速率有一致的良好作用，均能明显抑制肾上腺素诱导的血小板聚集，其对一相聚集速率的抑制作用优于阿司匹林，对二相聚集速率的抑制和阿司匹林比较无差异。

吉教授临证常根据具体的辨证加用通脉降脂 I 号，收到良效。茵陈清利湿热，湿热重的可以用至 30 g；山楂多用生品，健胃消食、活血化瘀，伴有反酸者，多配伍海螵蛸、煅瓦楞、生龙骨、生牡蛎等收敛制酸；湿重眩冒者泽泻重用 30 g，配合白术成泽泻汤加强利水之力。血虚肾虚者除了首乌外还合用熟地黄、当归、丹参以养血活血。临床高脂血症患者往往患有代谢综合征，对合并高尿酸血症、痛风患者往往加用车前子、秦皮等促进尿酸的排泄。

1. 痰湿血瘀型　症见形体肥胖，倦怠乏力，中脘痞满，腹胀纳呆，痰多，口中黏腻，舌淡体胖，边有齿痕，苔白腻或白滑，脉细缓。此型多见于某些外源性高脂血症或某些继发性高脂血症患者，治以运脾化湿，方用六君子汤合通脉降脂 1 号加减，湿重肥胖者加用荷叶、藿香、佩兰。

2. 气滞血瘀　症见头目眩晕，胸闷胁胀，情绪抑郁，胁下痞块刺痛拒按，健忘失眠，腹胀便溏，气短乏力，肢体麻木，舌质淡或黯，或见瘀斑，苔白腻，脉弦或弦滑。治以疏肝理气，活血化瘀，药用逍遥散合通脉降脂Ⅰ号加减或新血府逐瘀汤加减。"百病皆生于气"，气机不畅，气滞则血瘀，"疏其气血，令其条达而致和平"，使脏腑血气疏通流畅，不仅有利于高脂血症的治疗，同时对防止其兼变证的出现也大有裨益。肝火旺者加决明子，腹胀、大便干者加生大黄，枳实通腑导滞。

3. 肾虚血瘀　症见头晕耳鸣，腰腿酸软、肢体麻木，健忘不寐、夜尿频数，或口干咽燥、烦热，舌红少苔、脉细数，或形寒肢冷，舌淡苔薄，脉沉细。治以补肾活血。偏阴虚给予知柏地黄丸合通脉降脂Ⅰ号加减，偏阳虚者给予金匮肾气丸合通脉降脂Ⅰ号加减。

（三）典型病例

李某，女，65 岁，2014 年 3 月 5 日初诊。罹患高脂血症 1 年余，常感胸闷痛，倦怠乏力，头痛头晕，头发花白，舌质黯，有齿痕，苔白腻，脉弦滑。心电图大致正常，TC 8.2 mmol/L，TG 3.2 mmol/L，HDL-C 1.02 mmol/L，LDL-C 4.6 mmol/L。诊断为血浊，辨证为痰瘀互结，治法以健脾化痰，活血通脉。处方：党参 15 g，黄芪 15 g，茵陈 30 g，何首乌 9 g，山楂 15 g，泽泻 15 g，桃仁 9 g，红花 9 g，服药 14 剂。

2014 年 3 月 19 日二诊，倦怠乏力减轻，胸闷减轻，去桃仁、红花，舌质黯，有齿痕，苔白，脉弦。继服 30 剂。

2014 年 4 月 19 日三诊，诸证减轻，而且新生头发转黑，复查血脂 TC 5.2 mmol/L，TG 1.8 mmol/L，HDL-C 1.89 mmol/L，LDL-C 2.6 mmol/L。

［心得体会］患者胸闷痛，倦怠乏力，舌质黯，有齿痕，苔白腻，脉弦滑。辨病为血浊，辨证为痰瘀互结。痰、瘀为标，而本为气虚，脾虚失于健运，湿聚为痰，气虚加痰阻日久为瘀。故治疗上要标本兼治，针对气虚血瘀的病机，给予补气活血之党参 20 g，黄芪 15 g，桃仁 10 g，红花 10 g，合用通脉降脂Ⅰ号，调脂、抑制血小板聚集率，服用 14 剂，症状减轻，为防止活血药伤及正气减桃仁、红花。服药 30 剂后，复查血脂正常，症状亦明显好转，并且患者白发转黑，可见中医辨证的重要。在辨证的基础上选用药理作用确切的中药组方常能收到意想不到的效果，吉教授衷中参西，西为中用的思想值得我们思考学习。

心力衰竭

心力衰竭（heart failure）是各种心脏结构或功能性疾病导致心室充盈及（或）射血能力受损而引起的一组综合征。由于心室收缩功能下降，射血功能受损，心排血量不能满足机体代谢的需要，器官、组织血液灌注不足，同时出现肺循环和（或）体循环淤血，临床表现主要是呼吸困难和无力而致体力活动受限和水肿。中医学中没有心力衰竭的病名记载，但根据其发病的症状可归于中医学的"心悸""怔忡""心痹""水肿""痰饮""喘证"等范畴，近年设立中医病名"心衰病"。

一、病因病机

中医学认为，本病本虚标实，虚实错杂。外感、饮食失调、劳倦、情志所伤均可引起、诱发或加重本病。外感六淫之邪袭于肺，肺气壅塞不通，宣降失常，外不能宣发皮毛，内不能通调水道，日久致心阳受损，气血运行不畅，成痰成瘀；暴饮暴食，损伤脾气，脾虚不能为胃行其水谷精微达四肢百骸，聚而生痰；忧思伤脾，脾虚气结，气结则津液不得输布，遂聚而为痰；郁怒伤肝，肝失疏泄，肝郁气滞，甚则气郁化火，灼津成痰；过度劳累、房劳过度易致五脏受损，心衰患者心、脾、肾阳气本已虚损，如果过劳则使病情加重。

总之，心衰病的病位在心，但与肺、脾、肾三脏功能的失调有密切的关系。病变机制为本虚标实，由气虚向阳虚或阴虚发展，终致阴阳两虚。在其病变演变过程中可出现痰饮、瘀血两种病理产物，其病理产物痰饮、瘀血反过来又可影响气血阴阳，形成恶性循环。外感六淫、饮食不节、七情失调、劳倦过度影响人体日久均可导致心衰发生。心衰出现后上述因素又可成为病变复发或加重的诱因。

心衰病属内科急重症，若临床失治、误治，或患者不遵医嘱，失于调摄，则病情进一步发展。若心肾阳衰，饮邪内停，水饮凌心射肺，可见浮肿、尿少、心悸、喘促等症，预后不佳，但若能及时、正确抢救，也可转危为安。阳虚水泛，甚则阳脱不能固摄，症见唇绀，气急喘促不能平卧，四肢不温或逆冷青紫等表现，均属病情危重，应充分发挥中医药治疗本病具有安全及综合效应的优势，并配合西医抢救手段积极救治，警惕发生猝死。

心力衰竭反映心脏的泵血功能障碍，也就是心肌的舒缩功能不全。从病理生理的角度来看，心肌舒缩功能障碍大致上可分为由原发性心肌损害及由于心脏长期容量及（或）压力负荷过重，导致心肌功能失代偿所致。心力衰竭时的病理生理改变十分复杂，当基础心脏病损及心功能时，机体首先发生多种代偿机制，如 Frank-Starling 机制、神经体液的代偿机制、心肌肥厚代偿等，这些机制可使心功能在一定的时间内维持在相对正常的水平，但这些代偿机制也均有其负性的效应。各种不同机制相互作用衍生出更多反应，造成各种体液因子的改变，参与心力衰竭的发生和进展。当代偿失效而出现充血性心力衰竭时病理生理变化则更为复杂。

二、临床表现

（一）左心衰竭

以肺淤血及心排血量降低表现为主。

1. 症状　①程度不同的呼吸困难：劳力性呼吸困难、端坐呼吸、夜间阵发性呼吸困难、急性肺水肿；②咳嗽、咳痰、咯血；③乏力、疲倦、头晕、心慌这些是心排血量不足，器官、组织灌注不足及代偿性心率加快所致的主要症状；④少尿及肾功能损害症状。

2. 体征　①肺部湿性啰音；②心脏体征：除基础心脏病的固有体征外，慢性左心衰的患者一般均有心脏扩大（单纯舒张性心衰除外）、肺动脉瓣区第二心音亢进及舒张期奔马律。

（二）右心衰竭

以体静脉淤血的表现为主。

1. 症状　①消化道症状：胃肠道及肝脏淤血引起腹胀、食欲不振、恶心、呕吐等是右心衰最常见的症状；②劳力性呼吸困难：继发于左心衰的右心衰呼吸困难也已存在。单纯性右心衰为分流性先天性心脏病或肺部疾患所致，也均有明显的呼吸困难。

2. 体征　①水肿；②颈静脉征：颈静脉搏动增强、充盈、怒张是右心衰时的主要体征，肝颈静脉反流征阳性则更具特征性；③肝大；④心脏体征：除基础心脏病的相应体征之外，右心衰时可因右心室显著扩大而出现三尖瓣关闭不全的反流性杂音。

（三）全心衰竭

右心衰继发于左心衰而形成的全心衰，当右心衰出现之后，右心排血量减少，因此阵发性呼吸困难等肺淤血症状反而有所减轻。扩张型心肌病等表现为左、右心室同时衰竭者，肺淤血征往往不很严重，左心衰的表现主要为心排血量减少的相关症状和体征。

三、实验室检查

1. X线检查　心影大小及外形为心脏病的病因诊断提供重要的参考资料，肺淤血的有无及其程度直接反映心功能状态。由于肺动脉压力增高可见右下肺动脉增宽，进一步出现间质性肺水肿，可使肺野模糊，急性肺泡性肺水肿时肺门呈蝴蝶状，肺野可见大片融合的阴影。

2. 超声心动图　估计心脏功能。收缩功能：以收缩期末及舒张期末的容量差计算射血分数（EF 值），正常 EF 值 > 50%，LVEF ≤ 40% 为收缩期心力衰竭的诊断标准。舒张功能：心动周期中舒张早期心室充盈速度最大值为 E 峰，舒张晚期（心房收缩）心室充盈最大值为 A 峰，E/A 为两者之比值。正常人 E/A 值不应小于 1.2，中青年应更大。舒张功能不全时，E 峰下降，A 峰增高，E/A 比值降低。

3. 放射性核素检查　放射性核素心血池显影，除有助于判断心室腔大小外，以收缩末期和舒张末期的心室影像的差别计算 EF 值，同时还可通过记录放射活性——时间曲线计算左心室最大充盈速率以反映心脏舒张功能。

4. 心—肺吸氧运动试验　在运动状态下测定患者对运动的耐受量，更能说明心脏的功能状态。本试验仅适用于慢性稳定性心衰患者。

5. 有创性血流动力学检查　对心功能不全患者目前多采用漂浮导管在床边进行，经静脉插管直至肺小动脉，测定各部位的压力及血液含氧量，计算心脏指数（CI）及肺小动脉楔压（PCWP），直接反映左心功能，正常时 CI > 2.5 L/（min·m^2）；PCWP < 12 mmHg。

四、诊断与鉴别诊断

（一）诊断

心力衰竭的诊断是综合病因、病史、症状、体征及客观检查而做出的。首先应有明确的器质性心脏病的诊断。心衰的症状体征是诊断心衰的重要依据，疲乏、无力等由于心排血量减少的症状无特异性，诊断价值不大，而左心衰竭的肺淤血引起不同程度的呼吸困难，右心衰竭的体循环淤血引起的颈静脉怒张、肝大、水肿等是诊断心衰的重要依据。

（二）鉴别诊断

1. 支气管哮喘　左心衰竭夜间阵发性呼吸困难，常称之为"心源性哮喘"，应与支气管哮喘相鉴别。前者多见于老年人有高血压或慢性心瓣膜病史的患者，后者多见于青少年有过敏史的患者；前者发作时必须坐起，重症者肺部有干湿性啰音，甚至咳粉红色泡沫痰，后者发作时双肺可闻及典型哮鸣音，咳出白色黏痰后呼吸困难常可缓解。

2. 心包积液、缩窄性心包炎　由于腔静脉回流受阻同样可以引起颈静脉怒张、肝大、下肢水肿等表现，应根据病史、心脏及周围血管体征进行鉴别，超声心动图检查可得以确诊。

3. 肝硬化腹水伴下肢水肿应与慢性右心衰竭鉴别，除基础心脏病体征有助于鉴别外，非心源性肝硬化不会出现颈静脉怒张等上腔静脉回流受阻的体征。

五、治疗

（一）辨证要点

1. 辨缓急　急性加重期多喘促，咳嗽，痰多或咯粉红色泡沫样痰，口唇青紫，汗出肢冷，或额汗如油，四肢厥冷，烦躁不安，尿少肢肿，或发热形寒，倚息不得平卧，以标实为主，急则治其标，应以回阳、平喘、利水、化痰为主；慢性稳定期多表现为胸闷、气喘，心悸，活动后加重，或神疲乏力，或五心烦热，失眠多梦，或尿少肢肿，四肢不温，以本虚为主，缓则治其本，应以温肾、益气、养阴为主。

2. 辨脏腑　喘促气急，痰涎上涌，咳嗽，咯粉红色泡沫样痰，属水饮凌肺；咳喘痰多，或发热形寒，倚息不得平卧，属痰浊壅肺；胸闷气喘，心悸，活动后加重，神疲乏力，咳嗽，咳白痰，属心肺气虚；心悸，动辄气短，腰膝酸软，尿少肢肿，四肢不温，属肾虚水停；胸闷气喘，动则加重，五心烦热，失眠多梦，属心肾阴虚等。

（二）治疗原则

针对本病本虚标实，虚实夹杂，其病位在心，与脾、肾、肺三脏关系密切，一般首先出现心气虚，再出现阴虚，或阳虚，在其发展过程中可出现痰凝、水停，瘀血阻滞，久病则阴损及阳或阳损及阴，出现阴阳离决之危症。发作期以标实为主，缓解期以本虚为主的病机特点，其治疗应补其不足，泻其有余。本虚宜补，权衡心之气血阴阳之不足，有无兼见肺、脾、肾脏之亏虚，调阴阳补气血，调整脏腑之偏衰，尤应重视补心气、温心阳、肾阳；标实当泻，针对水饮、血瘀、痰浊而理水、活血、化痰。在心衰病各个阶段均有本虚合并水停、瘀血，形成虚实夹杂、虚中有实、实中有虚之证，依据气、阴、阳虚衰的程度及水饮、瘀血的轻重略加化裁，灵活应用温阳、益气、养阴、活血、利水之法，常能取得较满意的疗效。心衰病属内科急重症，必须辨清证候之顺逆，一旦发现脱证之先兆，如面色晦暗，喘悸不休，烦躁不安，或额汗如油，四肢厥冷，尿少肢肿等必须尽早使用温阳固脱之品，并中西医结合救治。

（三）分型论治

1. 急性加重期

（1）阳虚水泛证：喘促气急，痰涎上涌，咳嗽，咯粉红色泡沫样痰，口唇青紫，汗出肢冷，烦躁不安，舌质暗红，苔白腻，脉细促。

治法：温阳利水，泻肺平喘。

代表方：真武汤合葶苈大枣泻肺汤。

常用药：熟附子、白术、白芍、猪苓、茯苓、车前子、泽泻、葶苈子、炙甘草、地龙、桃仁、煅龙骨、煅牡蛎等。

（2）阳虚喘脱证：面色晦暗，喘悸不休，烦躁不安，或额汗如油，四肢厥冷，尿少肢肿，面色苍白，舌淡苔白，脉微细欲绝或疾数无力。

治法：回阳固脱。

代表方：参附龙牡汤。

常用药：党参、炮附子、煅龙骨、煅牡蛎、干姜、桃仁、红花、紫石英、炙甘草等。

（3）痰浊壅肺证：咳喘痰多，或发热形寒，倚息不得平卧；心悸气短，胸闷，动则尤甚，尿少肢肿，或颈脉显露。舌淡或略青，苔白腻，脉沉或弦滑。

治法：宣肺化痰，蠲饮平喘。

代表方：三子养亲汤合真武汤。

常用药：紫苏子、白芥子、莱菔子、款冬花、地龙、葶苈子、车前子、桃仁、杏仁、炙枇杷叶、制附子、白术、白芍、茯苓等。

2．慢性稳定期

（1）心肺气虚，血瘀饮停证：胸闷气喘，心悸，活动后加重，神疲乏力，咳嗽，咳白痰，面色苍白，或有发绀。舌质淡或边有齿痕，或紫暗、有瘀点、瘀斑，脉沉细、虚数或涩、结代。

治法：益气活血，利水化饮。

代表方：保元汤合桃红四物汤、五苓散。

常用药：人参、黄芪、桃仁、红花、当归、川芎、赤芍、白术、桂枝、茯苓、泽泻、猪苓、甘草、益母草等。

（2）气阴两虚，心血瘀阻证：胸闷气喘，动则加重，五心烦热，失眠多梦，舌紫暗，少苔，脉沉细数或涩。

治法：益气养阴，活血化瘀。

代表方：生脉散合血府逐瘀汤。

常用药：人参、麦冬、五味子、生地黄、桃仁、红花、柴胡、当归、川芎、赤芍、牛膝、桔梗等。

（3）肾虚血瘀水停证：心悸，动辄气短，腰膝酸软，尿少肢肿，四肢不温。舌暗少苔或舌胖，脉沉弱。

治法：益气温阳，化瘀利水。

代表方：参附汤合丹参饮、苓桂术甘汤。

常用药：红参、制附子、茯苓、白术、桂枝、丹参、檀香、赤芍、益母草、炒葶苈子、砂仁、大腹皮、大枣、车前子、泽泻、猪苓等。

（四）其他疗法

1．成药验方

（1）芪苈强心胶囊，每次4粒，每日3次，适用于阳气不足、络瘀水停证。

（2）屏风生脉胶囊，每次3粒，每日3次，适用于心气不足证。

（3）血府逐瘀胶囊，每次6粒，每日2次，适用于心血瘀阻证。

（4）心宝丸，每次2～7丸，每日3次，适用于心肾阳虚、心脉瘀阻证。

（5）参麦注射液，每次 20～100 mL，每日 1 次，适用于气阴不足证。

2. 穴位贴敷　取心俞、肾俞。把吴茱萸碾末，调为糊状，涂于自黏性无菌敷料上，贴于穴位上，每日 1 次，每次贴 6 小时，次日更换，15 日为 1 个疗程，可以连续 2 个疗程以上。

六、预防与调护

在饮食方面，慢性心衰患者应强调低盐饮食，少食肥甘厚腻之品，以免加重血瘀、痰饮、水停等标实之证。另外，慢性心衰患者还应保持大便通畅，以免用力排便加重心脏负荷，可适当食用蜂蜜、香蕉、黑芝麻等通导大便之品。运动方面，根据自身体质及个人喜好，采用八段锦、太极拳、太极剑、五禽戏，或各种舞蹈健身操等运动项目。根据患者不同的心理特点，加强对患者的心理疏导，告知情绪对疾病的不良影响，教会患者自我心理调节，帮助患者树立战胜疾病的信心，使患者气和志达，营卫通利，从而延缓疾病进展。

七、研究进展

"补肾活血法"随着理论、基础研究的深入和临床的大量应用，愈来愈显示出其良好前景。尤其在防治慢性心功能衰竭，延缓病理进程，提高生活质量方面所具有的潜力日趋得到重视。研究证实，补肾活血法通过调节溶血纤溶系统、脂质代谢、微血管循环、RAAS 系统、保护内皮细胞功能及抗氧化等综合作用，多靶点地针对各个病理因素，从而起到防治心衰的作用。用药方面，补肾药多用生熟地黄、何首乌、桑寄生、淫羊藿、山萸肉、菟丝子、枸杞子、黄芪、肉苁蓉、巴戟天等。活血药多用如丹参、川芎、红花、三七、泽泻、益母草、当归、葛根、桃仁、地龙、赤芍等。

八、临床经验

慢性心力衰竭是各种心脏结构或功能性疾病导致心室充盈和射血功能受损，心排血量不能满足机体组织代谢需要，以肺循环和体循环淤血，器官组织血液灌注不足为临床表现的一组综合征，主要表现为呼吸困难、体力活动受限和体液潴留。慢性心力衰竭是大多数心血管疾病的最终结局和最主要的死亡原因。中医学古籍中没有"慢性心力衰竭"的病名，根据其临床表现，慢性心力衰竭在中医临床中多辨病属于"心悸""喘证""水肿""虚劳"等范畴。吉中强教授认为心脏功能的衰退，主要为心气不足，由于人体阴阳气血关系及脏腑间的生克乘侮关系，日久可以心阳不足，水湿泛滥、瘀血内阻，属本虚标实，标本常互为因果，反复迁延不愈，加重病情。

（一）病因病机认识

1. 气虚下陷，血瘀水停　慢性心衰属中医学"水肿""喘证""虚劳""胸痹"等范畴。吉教授认为，本病多因先天不足、后天外邪侵袭；或心病日久不复，迁延日久脏腑功能受损而致。吉教授临床非常重视人体气的作用，他认为，中医学的气，就是人的正常生理功能。

心主血脉，为君主之官，能推动血液运行周身，以温养四肢百骸，全身的血脉均统属于心，心的功能的实现全赖心气、心阳。若心气不足，推动无力，全身失养，不能助肺以行呼吸，则见乏力、呼吸短气、胸中满闷，动则加重，气虚日久无力升举、升发，而出现气虚虚极下陷的临床表现。吉教授认为心衰不离血瘀，气为血之帅，气虚、气陷均无力行血，血液运行无力，日久成瘀。而现代医学认为心衰时伴有肺循环淤血，及周围循环的淤血，就是对血瘀证的最好证明。气虚下陷血瘀，瘀血内阻，"血不利则为水"则可出现水肿、咳唾涎沫等证。

2. 肾虚血瘀水停　心病日久累及于肾，肾气虚日久损及肾阳，导致心肾阳虚。命门火衰，失于温煦则见畏寒肢冷，腰酸背冷，肾阳衰惫，气化无权，水湿内停，则见水肿；水饮凌心射肺，则心悸喘促；肾阳是人体诸阳之根，阳气虚损，寒自内生，寒凝血瘀。《素问·调经论》曰："血气者，喜温而恶寒。寒则泣不能流。"心肾阳虚，瘀血内停，则见胸中隐痛，胁下痞块，颈部及舌下青筋显露，唇舌紫黯，脉沉等。肾虚血瘀，瘀血内阻，进一步加重，则可因为"血不利则为水"，而加重水湿停聚。

（二）证治

吉中强教授对发作期心衰注重活血利水为主，兼顾治本，而在缓解期则更注重治本，兼顾血瘀。重视心衰的早期治疗，预防心衰发作，充分体现了中医的治未病思想。

1. 气虚下陷血瘀　症见心悸气短，疲倦乏力，多汗，唇甲青紫，下肢浮肿，面色晦暗，头晕，咳吐泡沫痰，尿少腹胀，纳差便溏，舌质紫黯或有瘀点、瘀斑，苔白滑；双寸沉，脉涩、沉迟或细促或结代。治法：升阳举陷，活血通脉利水。方药：三参汤合用苓桂术甘汤加减。药物：人参、黄芪、柴胡、桔梗、葛根、升麻补气健脾，升阳举陷，知母清热，以其凉润以济人参、黄芪之性温，丹参、三七活血化瘀，苓桂术甘汤化饮利水。缓解期单用三参汤益气升阳、活血化瘀，预防心衰发作。三参汤是吉教授根据气陷血瘀的病机制定的，由升陷汤加人参、三七粉、丹参组成，故名"三参汤"。方中专用人参大补元气，吉教授认为补益心气，人参之功非党参所能替代；三七粉活血化瘀，祛瘀生新，具有止血不留瘀，行血不伤新的优点，《本草纲目拾遗》记载："人参补气第一，三七补血第一，味同而功亦等，故称人参三七，为中药之最珍贵者"；加丹参活血养血。

2. 肾虚血瘀水停　症见心悸气短，胸闷、喘不得卧，动则尤甚，汗出，颜面青紫，形寒肢冷，无尿或少尿，下肢浮肿，舌淡胖，苔白滑，脉象弦滑或沉细而滑。治法：温肾健脾、活血利水，方药：生脉饮合真武汤加减。常用药：炮附子、人参、黄芪，温阳大补元气，茯苓、白术、桂枝、炙甘草，健脾利水，温阳化饮，麦冬、五味子，养阴补肾，防利水伤阴。缓解期予生脉饮合金匮肾气丸加减，预防心衰发作。

（三）典型病例

张某，女，45岁，2014年11月19日初诊。患者3年前开始无明显诱因出现周身乏力，伴胸闷，憋气，服用酒石酸美托洛尔（倍他乐克）等药物治疗。症见周身乏力，胸闷憋气，偶有心慌，无咳嗽、咳痰，纳眠可，大便溏，小便调。唇舌紫黯，有齿痕，苔薄白，脉沉无力。辅助检查：2014年8月5日心脏彩超：LVEF35%，左室54 mm扩张性心肌病；心电

图：完全性左束支传导阻滞，ST 改变。中医诊断：心衰病，气陷血瘀；西医诊断：扩张性心肌病。治以益气养阴，升阳活血。方以三参汤加味，处方如下：人参 9 g，黄芪 30 g，知母 15 g，升麻 9 g，柴胡 9 g，桔梗 9 g，当归 15 g，三七粉 3 g（冲），丹参 15 g，桃仁 9 g，红花 9 g，川芎 15 g，山楂 15 g，川牛膝 15 g，甘草 6 g，7 剂，日 1 剂，水煎 2 次合药液 400 mL，早晚分两次饭后温服。

2014 年 11 月 26 日二诊，乏力减轻，偶胸闷憋气，纳眠可，大便溏，舌质黯，有齿痕，苔薄白，脉沉。服用 14 剂。

2014 年 12 月 12 日三诊，患者症状明显改善，体力、运动耐力明显提高，大便成形，舌质黯红，有齿痕，苔薄白，脉沉较前有力。复查心脏彩超：LVEF45%。

［心得体会］扩张性心肌病患者出现全身乏力等症时往往多有气虚之症，且因心功能的异常，症状较重，主要表现为胸闷，憋气，甚者气短不足以息，或努力呼吸，有似乎喘，或气息将停。患者以全身乏力为主证，属于中医心衰病范畴，病机以气陷血瘀为主，三参汤合血府逐瘀汤加减。方中用人参、黄芪大补元气，益肺强心复脉，柴胡、升麻、桔梗升提气机，血瘀者加入当归、三七粉、桃仁、红花、川芎、丹参、山楂、川牛膝益气养血，活血通络。

失眠

失眠是由于情志、饮食内伤，病后及年迈、禀赋不足、心虚胆怯等病因，引起心神失养或心神不安，从而导致经常不能获得正常睡眠为特征的一类病证。主要表现为睡眠时间、深度的不足以及不能消除疲劳，恢复体力与精力，轻者入睡困难，或寐而不酣，时寐时醒，或醒后不能再寐，重则彻夜不寐。本病属中医学"不寐"。

失眠是临床常见病证之一，虽不属于危重疾病，但常妨碍人们正常生活、工作、学习和健康，并能加重或诱发心悸、胸痹、眩晕、头痛、中风病等病证。顽固性的失眠，给患者带来长期的痛苦，甚至形成对安眠药物的依赖，而长期服用安眠药物又可引起医源性疾病。中医药通过调整人体脏腑气血阴阳的功能，常能明显改善睡眠状况，且不引起药物依赖及医源性疾患，因而颇受欢迎。

失眠在《内经》中称为"目不瞑""不得眠""不得卧"，并认为其原因主要有两种，一是其他病证影响，如咳嗽、呕吐、腹满等，使人不得安卧；二是气血阴阳失和，使人不能入寐，如《素问·病能论》曰："人有卧而有所不安者，何也？……脏有所伤及，精有所寄，则安，故人不能悬其病也。"《素问·逆调论》还记载有"胃不和则卧不安"是指"阳明逆不得从其道""逆气不得卧，而息有音者"，后世医家延伸为凡脾胃不和，痰湿、食滞内扰，以致寐寝不安者均属于此。《难经》最早提出"不寐"这一病名，《难经·四十六难》认为老人不寐的病机为"血气衰，肌肉不滑，荣卫之道涩，故昼日不能精，夜不得寐也"。汉代张仲景在《伤寒论》及《金匮要略》中记载了用黄连阿胶汤及酸枣仁汤治疗失眠，至今临床仍有应用价值。《古今医统大全·不得卧》较详细地分析了失眠的病因病机，并对临床表现及其治疗原则做了较为详细的论述。张介宾《景岳全书·不寐》较全面地归纳和总结了不寐的病因病机及其辨证施治方法，"寐本乎阴，神其主也，神安则寐，神不安则不寐。其所以不安者，一由邪气之扰，广由营气之不足耳"，还认为"饮浓茶则不寐，心有事亦不寐者，以心气之被伐也。"《景岳全书·不寐·论治》中指出："无邪而不寐者……宜以养营气为主治……即有微痰微火皆不必顾，只宜培养气血，血气复则诸症自退，若兼顾而杂治之，则十曝一寒，病必难愈，渐至元神俱竭而不可救者有矣""有邪而不寐者，去其邪而神自安也"。《医宗必读·不得卧》将失眠原因概括为"一曰气盛，一曰阴虚，一曰痰滞，一曰水停，一曰胃不和"五个方面。《医效秘传·不得眠》将病后失眠病机分析为"夜以阴为主，阴气盛则目闭而安卧，若阴虚为阳所胜，则终夜烦扰而不眠也。心藏神，大汗后则阳气虚，故不眠。心主血，大下后则阴气弱，故不眠，热病邪热盛，神不精，故不眠。新瘥后，阴气未复，故不眠。若汗出鼻干而不得眠者，又为邪入表也。"

失眠是以不能获得正常睡眠，以睡眠时间、深度及消除疲劳作用不足为主的一种病证。由于其他疾病而影响睡眠者，不属本篇讨论范围。西医学中神经官能症、更年期综合征等以失眠为主要临床表现时可参考本节内容辨证论治。

一、病因病机

1. 情志所伤或由情志不遂，肝气郁结，肝郁化火，邪火扰动心神，心神不安而不寐。或由五志过极，心火内炽，心神扰动而不寐。或由思虑太过，损伤心脾，心血暗耗，神不守舍，脾虚生化乏源，营血亏虚，不能奉养心神，即《类证治裁·不寐》曰："思虑伤脾，脾血亏损，经年不寐。"

2. 饮食不节，脾胃受损，宿食停滞，壅遏于中，胃气失和，阳气浮越于外而卧寐不安，如《张氏医通·不得卧》云："脉滑数有力不得卧者，中有宿滞痰火，此为胃不和则卧不安也。"或由过食肥甘厚味，酿生痰热，扰动心神而不眠。或由饮食不节，脾胃受伤，脾失健运，气血生化不足，心血不足，心失所养而失眠。

3. 病后、年迈久病血虚，产后失血，年迈血少等，引起心血不足，心失所养，心神不安而不寐。正如《景岳全书·不寐》所说："无邪而不寐者，必营气之不足也，营主血，血虚则无以养心，心虚则神不守舍。"

4. 禀赋不足，心虚胆怯，素体阴盛，兼因房劳过度，肾阴耗伤，不能上奉于心，水火不济，心火独亢；或肝肾阴虚，肝阳偏亢，火盛神动，心肾失交而神志不宁。如《景岳全书·不寐》所说："真阴精血不足，阴阳不交，而神有不安其室耳。"亦有因心虚胆怯，暴受惊恐，神魂不安，以致夜不能寐或寐而不酣，如《杂病源流犀烛·不寐多寐源流》所说："有心胆惧怯，触事易惊，梦多不祥，虚烦不寐者。"

综上所述，失眠的病因虽多，但以情志、饮食或气血亏虚等内伤病因居多，由这些病因引起心、肝、胆、脾、胃、肾的气血失和，阴阳失调，其基本病机以心血虚、胆虚、脾虚、肾阴亏虚进而导致心失所养及由心火偏亢、肝郁、痰热、胃失和降进而导致心神不安两方面为主。其病位在心，但与肝、胆、脾、胃、肾关系密切。失眠虚证多由心脾两虚，心虚胆怯，阴虚火旺，引起心神失养所致。失眠实证则多由心火炽盛，肝郁化火，痰热内扰，引起心神不安所致。但失眠久病可表现为虚实兼夹，或为瘀血所致，故清代王清任用血府逐瘀汤治疗。

二、临床表现

失眠以睡眠时间不足，睡眠深度不够及不能消除疲劳、恢复体力与精力为主要证候特征。其中睡眠时间不足者可表现为入睡困难，夜寐易醒，醒后难以再睡，严重者甚至彻夜不寐。睡眠深度不够者常表现为夜间时醒时寐，寐则不酣，或夜寐梦多。由于睡眠时间及深度质量的不够，致使醒后不能消除疲劳，表现为头晕、头痛、神疲乏力、心悸、健忘，甚至心神不宁等。由于个体差异，对睡眠时间和质量的要求亦不相同，故临床判断失眠不仅要根据睡眠的时间和质量，更重要的是以能否消除疲劳、恢复体力与精力为依据。

三、诊断

轻者入睡困难或睡而易醒，醒后不寐，连续3周以上，重者彻夜难眠。常伴有头痛头昏、心悸健忘、神疲乏力、心神不宁、多梦等。经各系统及实验室检查，未发现有妨碍睡眠的其他器质性病变。

四、治疗

（一）辨证要点

1. 辨脏腑　失眠的主要病位在心，由于心神失养或不安，神不守舍而失眠，但与肝、胆、脾、胃、肾的阴阳气血失调相关。如急躁易怒而失眠，多为肝火内扰；遇事易惊，多梦易醒，多为心胆气虚；面色少华，肢倦神疲而失眠，多为脾虚不运，心神失养；嗳腐吞酸，脘腹胀满而失眠，多为胃腑宿食，心神被扰；胸闷，头重目眩，多为痰热内扰心神；心烦心悸，头晕健忘而失眠，多为阴虚火旺，心肾不交，心神不安等。

2. 辨虚实　失眠虚证，多属阴血不足，心失所养，临床特点为体质瘦弱，面色无华，神疲懒言，心悸健忘，多因脾失运化，肝失藏血，肾失藏精所致。实证为火盛扰心，临床特点为心烦易怒，口苦咽干，便秘溲赤，多因心火亢盛或肝郁化火所致。

（二）治疗原则

在补虚泻实，调整脏腑气血阴阳的基础上辅以安神定志是本病的基本治疗方法。实证宜泻其有余，如疏肝解郁，降火涤痰，消导和中。虚证宜补其不足，如益气养血，健脾、补肝、益肾。实证日久，气血耗伤，亦可转为虚证，虚实夹杂者，治宜攻补兼施。安神定志法的使用要结合临床，分别选用养血安神、镇惊安神、清心安神等具体治法，并注意配合精神治疗，以消除紧张焦虑，保持精神舒畅。

（三）分证论治

1. 心火偏亢证　心烦不寐，躁扰不宁，怔忡，口干舌燥，小便短赤，口舌生疮，舌尖红，苔薄黄，脉细数。

治法：清心泻火，宁心安神。

代表方：朱砂安神丸。

方中朱砂性寒可胜热，重镇安神；黄连清心泻火除烦；生地、当归滋阴养血，养阴以配阳。可加黄芩、山栀子、连翘，加强本方清心泻火之功。本方宜改丸为汤，朱砂用少量冲服。

若胸中懊恼，胸闷泛恶，加豆豉、竹茹，宣通胸中郁火；若便秘溲赤，加大黄、淡竹叶、琥珀，引火下行，以安心神。

2. 肝郁化火证　急躁易怒，不寐多梦，甚至彻夜不眠，伴有头晕头胀，目赤耳鸣，口干而苦，便秘溲赤，舌红苔黄，脉弦而数。

治法：清肝泻火，镇心安神。

代表方：龙胆泻肝汤。

方用龙胆、黄芩、栀子清肝泻火；木通、车前子利小便而清热；柴胡疏肝解郁；当归、生地黄养血滋阴柔肝；甘草和中。可加朱茯神、生龙骨、生牡蛎镇心安神。若胸闷胁胀，善太息者，加香附、郁金以疏肝解郁。

3. 痰热内扰证　不寐，胸闷心烦，泛恶，嗳气，伴有头重目眩，口苦，舌红苔黄腻，脉滑数。

治法：清化痰热，和中安神。

代表方：黄连温胆汤。

方中半夏、陈皮、竹茹化痰降逆；茯苓健脾化痰；枳实理气和胃降逆；黄连清心泻火。

若心悸动甚，惊惕不安，加珍珠母、朱砂以镇惊安神定志。若实热顽痰内扰，经久不寐，或彻夜不寐，大便秘结者，可用礞石滚痰丸降火泻热，逐痰安神。

4. 胃气失和证　不寐，脘腹胀满，胸闷嗳气，嗳腐吞酸，或见恶心呕吐，大便不爽，舌苔腻，脉滑。

治法：和胃化滞，宁心安神。

代表方：保和丸。

方中山楂、神曲助消化，消食滞；半夏、陈皮、茯苓降逆和胃；莱菔子消食导滞；连翘散食滞所致的郁热。可加远志、柏子仁、首乌藤以宁心安神。

5. 阴虚火旺证　心烦不寐，心悸不安，腰酸足软，伴头晕，耳鸣，健忘，遗精，口干津少，五心烦热，舌红少苔，脉细而数。

治法：滋阴降火，清心安神。

代表方：六味地黄丸合黄连阿胶汤。

六味地黄丸滋补肾阴；黄连、黄芩直折心火；芍药、阿胶、鸡子黄滋养阴血。两方共奏滋阴降火之效。若心烦心悸，梦遗失精，可加肉桂引火归原，与黄连共用即为交泰丸以交通心肾，则心神可安。

6. 心脾两虚证　多梦易醒，心悸健忘，神疲食少，头晕目眩，伴有四肢倦怠，面色少华，舌淡苔薄，脉细无力。

治法：补益心脾，养心安神。

代表方：归脾汤。

方用人参、白术、黄芪、甘草益气健脾；当归补血；远志、酸枣仁、茯神、龙眼肉补心益脾，安神定志；木香行气健脾，使全方补而不滞。若心血不足，加熟地、芍药、阿胶以养心血；失眠较重，加五味子、柏子仁有助养心宁神，或加首乌藤、合欢皮、龙骨、牡蛎以镇静安神。若脘闷、纳呆、苔腻，加半夏、陈皮、茯苓、厚朴以健脾理气化痰。

若产后虚烦不寐，形体消瘦，面色㿠白，易疲劳，舌淡，脉细弱，或老人夜寐早醒而无虚烦之证，多属气血不足，治宜养血安神，亦可用归脾汤合酸枣仁汤。

7. 心胆气虚证　心烦不寐，多梦易醒，胆怯心悸，触事易惊，伴有气短自汗，倦怠乏力，舌淡，脉弦细。

治法：益气镇惊，安神定志。

代表方：安神定志丸合酸枣仁汤。

前方重于镇惊安神，后方偏于养血清热除烦，合用则益心胆之气；清心胆之虚热而定惊；安神宁心。方中人参益心胆之气；茯苓、茯神、远志化痰宁心；龙齿、石菖蒲镇惊开窍宁神；酸枣仁养肝、安神、宁心；知母泻热除烦；川芎调血安神。若心悸甚，惊惕不安者，加生龙骨、生牡蛎、朱砂。

五、转归预后

失眠一病除部分病程短，病情单纯者治疗收效较快外，大多数病程较长，病情复杂，治疗难以速效，而且病因不除或治疗失当，易使病情更加复杂。属心脾两虚证者，如饮食不当；或过用滋腻之品，易致脾虚加重，化源不足，气血更虚，又食滞内停，往往导致虚实错杂。

本病的预后一般较好。

六、预防与调摄

养成良好的生活习惯，如按时睡觉，不经常熬夜，睡前不饮浓茶、咖啡和抽烟等，保持心情愉快及加强体质锻炼等对失眠的防治有重要作用。

本病因属心神病变，故尤应注意精神调摄，做到喜恶有节，解除忧思焦虑，保持精神舒畅；养成良好的生活习惯，并改善睡眠环境；劳逸结合等，对于提高治疗失眠的效果，改善体质及提高工作、学习效率，均有促进作用。

七、临床经验

不寐（失眠）是以经常不能获得正常睡眠为特征的病症，主要表现为睡眠时间、深度的不足，轻者入睡困难，或寐而不酣，时寐时醒，或醒后不能再寐，重则彻夜不寐，常影响人们的正常工作、生活、学习和健康。

（一）病因病机认识

不寐在《内经》称为"不得卧""目不瞑"。与气虚、血虚、阴虚、痰滞、火扰、胃不和等相关。现代社会不寐证非常常见，可以单独发生，亦可伴发于疾病状态，如消化道疾病、心血管疾病、内分泌代谢疾病等。吉教授认为不寐与五脏相关，心、肝、脾、肾至关重要，多伴有情志异常，尤其是压力、焦虑、抑郁，往往是引起不寐的主要原因，多可导致气滞、气郁，气滞则血瘀，气郁而化火，使心神失养而不寐。

1. 肝　情志不遂，肝气郁结，气滞内阻，升降失常，或气滞血瘀，心神失养而不寐；肝郁日久化火，邪火扰动心神，神不安而不寐。

2. 脾　劳倦伤脾，脾虚气血生化乏源，心神失养而失眠。或因思虑过度，伤及心脾，心伤则阴血暗耗，神不守舍；脾伤则食少，纳呆，生化之源不足，营血亏虚，不能上奉于心，而致心神不安。如《类证治裁》说："思虑伤脾，脾血亏损，经年不寐"。

3. 肾　久病血虚，年迈血少，引起心血不足，心失所养，心神不安而不寐，正如《景岳全书》中说："无邪而不寐者，必营气不足也，营主血，血虚则无以养心，心虚则神不守舍"。亦可因年迈体虚，阴阳亏虚而致不寐。若素体阴虚，兼因房劳过度，肾阴耗伤，阴衰于下，不能上奉于心，水火不济，心火独亢，火盛神动，心肾失交而神志不宁。如《景岳全书》所说："真阴精血不足，阴阳不交，而神有不安其室耳。"

（二）证治

不寐属心神病变，吉教授临证特别注意在四诊中捕捉患者的致病因素，积极进行心理情志调整，帮助患者克服过度的紧张、兴奋、焦虑、抑郁、惊恐、愤怒等不良情绪，主张"恬淡虚无""精神内守"，教育患者做到喜怒有节，保持精神舒畅，药物则注重调整脏腑阴阳气血平衡。

1. 肝郁气滞　不寐多梦，甚则彻夜不眠，急躁易怒，伴头晕头胀，口干而苦，不思饮食，便秘溲赤，舌红苔黄，脉弦而数。治法：疏肝解郁，泻火安神。代表方：柴胡加龙骨牡蛎汤、丹栀逍遥散或龙胆泻肝汤加减。常用药：柴胡舒畅肝胆之气；龙胆、黄芩、栀子清肝泻火；泽泻、车前子清利湿热；当归、生地滋阴养血；甘草和中；常加用生龙骨、生牡蛎、灵磁石镇心安神。胸闷胁胀，善太息者，加香附、郁金以疏肝解郁。

2. 气血不足　不易入睡，多梦易醒，心悸健忘，神疲食少，伴头晕目眩，四肢倦怠，腹胀便溏，面色少华，舌淡苔薄，脉细无力。治法：补益心脾，养血安神。代表方：归脾汤加减。常用药：人参、白术、甘草益气健脾；当归、黄芪补气生血；远志、酸枣仁、茯神、龙眼肉补心益脾安神；木香行气醒脾。心血不足较甚者，加熟地黄、芍药、阿胶以养心血；不寐较重者，加五味子、首乌藤、合欢皮、柏子仁养心安神，或加生龙骨、生牡蛎以镇静安神；兼见脘闷纳呆，苔腻，重用白术，加苍术、半夏、陈皮、茯苓、厚朴以健脾燥湿，理气化痰。

3. 瘀血内阻　烦扰不安，头痛如刺，心慌心跳，夜不成寐；或合目而梦，且易惊醒，甚则数日毫无睡意，神情紧张，痛苦不堪，舌多暗紫，脉多弦细而涩。治法：理气化瘀，通窍安神。方药：血府逐瘀汤。常用药：当归、生地黄、桃仁、红花、赤芍、川芎、枳实、柴胡、甘草、桔梗、酸枣仁、珍珠母、生龙齿。

4. 心肾不交　心烦不寐，入睡困难，心悸多梦，伴头晕耳鸣，腰膝酸软，潮热盗汗，五心烦热，咽干少津，男子遗精，女子月经不调，舌红少苔，脉细数。治法：滋阴降火，交通心肾。代表方：六味地黄丸合交泰丸加减。常用药：熟地黄、山萸肉、山药滋补肝肾，填精益髓；泽泻、茯苓、牡丹皮健脾渗湿，清泻相火；黄连清心降火；肉桂引火归原。心阴不足为主者，可用天王补心丹以滋阴养血，补心安神；心烦不寐，彻夜不眠者，加磁石、生龙骨、生牡蛎重镇安神。

5. 升降失常　胸闷嗳气，脘腹不适而不寐，恶心呕吐，大便不爽，腹痛，舌苔黄腻或黄燥，脉象弦滑或滑数。治法：和胃健脾，化滞安神。

方药：半夏泻心汤加减。常用药半夏、黄连、黄芩、党参、干姜、大枣、甘草。若宿食积滞较甚，而见嗳腐吞酸，脘腹胀痛者，可加服鸡内金、海螵蛸、生龙骨、生牡蛎以图消导、和中、安神之功。

（三）典型病例

病例 1

宋某，男，53 岁，2014 年 11 月 12 日初诊。睡眠差 2 个月余。2 个月前无明显原因出现眠差，入睡可，多梦，易醒，平时乏力，不易汗出，偶有头晕、头痛、烦躁，纳差，食欲差，大小便正常，起夜 2~3 次。舌尖红，苔黄，脉弦细数。甲状腺结节术后 2 年。花粉、灰尘过敏史。体格检查：BP 110/80 mmHg，双肺呼吸音清，未闻及干湿性啰音，心率 80 次/分，心律齐，各瓣膜听诊区未闻及病理性杂音，腹软，无压痛、反跳痛，双下肢无水肿。中医诊断：不寐，肝郁火旺、热扰心神证。西医诊断：失眠。治以疏肝解郁，清热除烦，方以柴胡加龙骨牡蛎汤合栀子豉汤加减，处方如下：北柴胡 30 g，黄芩 15 g，姜半夏 12 g，党参 9 g，生龙骨 30 g，生牡蛎 30 g，栀子 12 g，豆豉 12 g，黄连 9 g，干姜 9 g，大枣 15 g，炙甘草 6 g，7 剂，日 1 剂，水煎 2 次合药液 400 mL，早晚分两次饭后温服。2014 年 11 月 19 日复诊，睡眠较前改善，能睡 5~6 小时，梦较前减少，纳食可，舌红，舌苔薄白，脉弦细缓。上方减黄连，加当归 9 g，白芍 9 g。继服 7 剂。

[心得体会] 患者的病证体现在睡眠方面的改变，主要是气机不调而心神被扰，心神不能归舍而不眠，脏腑精气因过度的情志内扰而失去正常的生理功能，患者平素情绪烦躁易怒，烦躁郁怒则伤肝，而致气机的升降功能失司，肝郁化火，肝火上扰心神，神不归舍而致不眠。方用柴胡加龙骨牡蛎汤合栀子豉汤加减。以调和少阳，清火安神。复诊加当归 9 g，白芍 9 g 以养肝血，存肝用。

病例 2

宋某，女，65 岁，2015 年 8 月 5 日初诊，难以入睡 1 年余。1 年前因"脑梗死"入院治疗，经对症治疗后好转出院，其后出现眠差，难以入睡。

现症见晨起头晕，汗出较多，右侧下肢活动不利，乏力，纳可，反酸，无胃灼热，无嗳气，口干口苦，二便调。舌质黯红，苔薄白，脉弦。既往高血压病史 10 余年，自服拜新同治疗，血压控制在 130/80 mmHg 左右；糖尿病 2 年余，平素应用胰岛素每晚 10 U 治疗，血糖控制可；脑梗死病史 1 年余。体格检查：BP 135/90 mmHg，双肺呼吸音清，未闻及干湿性啰音，心率 63 次/分，心音可，心律齐，各瓣膜听诊区未闻及病理性杂音，腹软，无压痛，反跳痛，右侧下肢活动不利，双下肢无水肿。中医诊断：不寐，气虚络瘀；西医诊断：失眠。治以益气养血，化瘀通络，方以补阳还五汤加减。处方如下：黄芪 30 g，赤芍 15 g，川芎 15 g，地龙 9 g，桃仁 9 g，红花 9 g，丹参 15 g，葛根 15 g，黄连 9 g，姜半夏 9 g，甘草 9 g，煅瓦楞 15 g，合欢花 9 g，7 剂，水煎服，日 1 剂，水煎 2 次，合药液 400 mL，早晚分两次饭后温服。2015 年 8 月 12 日复诊，服药后，睡眠改善，夜间睡醒后汗出，伴双下肢发凉，乏力，反酸、胃灼热，口干口苦，二便调。舌质黯，苔薄黄，脉弦。上方加肉桂 6 g，改煅瓦楞为 30 g。14 剂，继服。

[心得体会] 患者以难以入睡 1 年余就诊，既往"脑梗死"病史，且仍留有一侧肢体活动不利，不寐也是其后出现的症状，故辨证为气虚血瘀证，取补阳还五汤加减。补阳还五汤出自清代王清任著《医林改错》，方中重用黄芪，大补脾胃之元气，与活血化瘀药配伍，使气旺血行，佐以丹参，增强活血通脉之力。加用黄连清心泻火，姜半夏化痰降逆，有泻心汤之意，并且半夏与黄芪、葛根之升提相伍，使升中有降，气机有常，加入合欢花以宁心安神，全方共奏益气祛瘀、和血通络之功。虽诊断为不寐，而辨证为气虚络瘀证，仍选用补阳还五汤加减，体现了异病同治的思想。复诊加肉桂，与黄连相伍，交通心肾。

吉中强教授学术思想论文汇编

吉中强教授治疗血栓病的经验举隅

一、从降脂入手开始抗血栓研究

吉教授最早从 20 世纪 90 年代就开始涉足中医药抗血栓形成的研究，最早是进行本院的院内制剂"通脉降脂 1 号"调整血脂和载脂蛋白的研究，发现"通脉降脂 1 号"能升高 HDL 和 ApoA1，和非诺贝特相比有显著性差异。"通脉降脂 1 号"主要由何首乌、山楂、泽泻、茵陈 4 味中药组成，功效为补肾活血、化湿泄浊。吉教授认为高脂血症多见于高龄、肥胖、有遗传家族史、多食肥甘厚味者，高龄、遗传史与肾精亏虚有关，肥胖和肥甘厚味与胃强脾弱有关，脾失健运，肾失气化，生成痰湿，阻于血脉，形成高脂血症，故方中何首乌补肾精为君，山楂健胃活血为臣，茵陈、泽泻化湿，一清中焦之湿，一渗下焦之浊，共为佐助，故有较好的降脂疗效，降血脂可以降低血黏度，间接起到改善血液流变学的作用，是否可以直接起到抗血栓形成的作用呢？吉教授通过临床研究发现，口服"通脉降脂 1 号"能显著抑制肾上腺素诱导的血小板聚集；一相聚集抑制率较阿司匹林明显，二相聚集抑制率与阿司匹林无显著差异。这个发现引起了他强烈的研究兴趣，是否在中药的调脂药中还存在抗血栓作用呢？对此进行了深入的研究。

二、从中药降脂药中筛选高效能抗血小板药物

血小板聚集在血栓形成中起重要作用，应用抗血小板药物阿司匹林对血栓病的一级和二级预防可以获益已成为共识，如果能找到和阿司匹林媲美的抗血小板聚集中药也是一大发现。吉教授于 1998 年对文献报道的具有降脂作用的 63 种中药进行研究，研究方法是在体外观察对肾上腺素诱导的人血小板聚集的影响，这次研究有几项有趣的发现。

1. 51 种药物体外抗血小板聚集作用明显，其中 32 种文献报道具有抗血小板聚集作用者，与本文结果一致。

2. 新发现的抗血小板聚集药物 25 种，其中枳实、陈皮、桔梗、儿茶、鹤虱、莱菔子、金樱子、剑麻叶、菊花、柴胡、金银花、泽漆、骨碎补、杜仲、小蓟、玉竹、梧桐叶、石菖蒲等 18 种有明显抗血小板聚集作用，特别是枳实，在抗血小板聚集方面明显优于阿司匹林。

3. 5 种药物存在分歧。有报道黄精能使 ADP 诱导的兔血小板聚集率明显增加，而本研究结果表明，黄精在体外能降低肾上腺素诱导的人血小板聚集率。另外有研究指出，蒲黄、香薷、水蛭、女贞子能抗血小板聚集，本研究未发现这 4 种药在体外有抗人血小板聚集的作用。

受此研究结果的鼓舞，吉教授于 1999 年和 2000 年对中药调脂药物的体外抗血小板聚集作用进行排序，并做药理研究。结果发现，51 种体外具有抗血小板聚集药物中，枳实、赤芍、大黄、黄连、银杏叶、山楂、徐长卿、茶叶、葛根、灵芝、陈皮抗血小板聚集作用优于或和阿司匹林相当，除银杏叶外其余 10 种中药还能降低红细胞聚集。吉教授在本研究中还注意到 51 种药物中寒凉药占近 50%（25/51），11 种作用明显的药物中寒凉药占 55%（6/11），提出热毒互结导致血瘀是瘀血证的一个重要原因。2000 年吉教授观察了上述 11 种调脂中药对大鼠血小板聚集、红细胞聚集及变形的影响。证实赤芍、大黄、黄连、枳实、银杏叶、山楂、徐长卿、茶叶、葛根、灵芝、陈皮等 11 种中药均具有抗 ADP 诱导的大鼠血小板聚集作用，其中赤芍、黄连、枳实较阿司匹林明显，而且，除银杏叶外，其他药物还具有降低红细胞聚集的作用。

三、从中医气血关系理论揭示理气药抗血栓形成的作用

中医学认为气为血之帅，气行则血行，而且通过一系列的研究，吉教授发现枳实、陈皮具有很好的抗血小板聚集作用，所以萌发了研究揭示气能行血机制的想法。2001年，吉教授选择常用的15种理气药作为研究对象，观察15种理气中药对体外肾上腺素诱导的人血小板聚集的影响，结果表明，多数理气药（11/15）在体外具有抗人血小板聚集作用，枳实、青皮、陈皮3种药物作用强于或与阿司匹林相当。从实验角度说明理气药行气可以加强活血作用，其机制或许在于其抗血小板聚集作用。然后吉教授对其中抗血小板聚集作用最强的理气药枳实进行了临床与实验研究，发现枳实对健康大鼠及血瘀模型大鼠均具有明显的抗血小板聚集及抑制红细胞聚集的作用，临床研究发现枳实能改善急性冠脉综合征（ACS）患者内皮功能，降低血小板聚集率、红细胞聚集指数，增强抗氧化功能。

四、以实证研究为基础，创制行气活血，通脉降脂的新血府逐瘀胶囊

吉教授教育学生，中医学是实证医学，只有经过实证证明了的才是有效可信的，其中《伤寒杂病论》是被历代医家运用实践，久经考验的，是值得信赖的，因此坚决反对中医"谈玄"，所谓空谈误国，特别重视中医理论指导下的实证。在治疗冠心病的经验中，他非常重视活血化瘀疗法，并对血府逐瘀汤进行了改造，形成了新血府逐瘀汤，桃仁、红花、赤芍、当归、川芎、生地黄，桃红四物汤为君起到活血而不伤血作用，枳实为臣行气活血，何首乌、山楂、泽泻有通脉降脂之效，为佐助药，高血压者加牛膝引血下行为使，不用甘草及柴胡、桔梗者，恐甘缓壅塞胸中及气机上逆也，上述药物经研究大多有抗血小板聚集的作用。

典型病例：患者谭某，男，63岁，2009年7月16日就诊，心慌胸闷时作2个月，因劳累心慌胸闷，劳则加重，未见胸痛，心烦口干，纳可眠差，二便正常，舌黯苔黄腻，脉弦细，BP 150/95 mmHg，HR：87次/分，律不齐，有期前收缩，诊断：胸痹，痰瘀化火。方药：新血府逐瘀汤加

减：当归 10 g，生地黄 10 g，川芎 20 g，桃仁 10 g，红花 10 g，赤芍 20 g，枳实 10 g，山楂 10 g，茵陈 20 g，泽泻 15 g，益母草 10 g，黄连 6 g。7 剂水煎服，用药后心慌胸闷明显减轻，守方调理月余，症状消失。

总之，吉教授治疗血栓病重视活血化瘀又不拘于活血化瘀，通过实证筛选出理气、降脂药中的抗血小板药物，根据辨证加入活血药中，一药多用，治疗血栓病可以起到事半功倍作用。

（魏陵博）

从肾虚血瘀论治老年高血压经验

老年高血压病为老年人心脑血管病致死的重要危险因素。近年来，吉中强教授借鉴前人治疗高血压病的宝贵经验，认真总结多年来的临床实践，认为肾虚血瘀是老年高血压病发病的主要病理机制，其病位在肾，为本虚标实之证，结合三十年的临床探索，化裁组方，在临床应用中收到良好的效果。笔者现将其经验总结如下。

一、审证求因，标本明辨

中医特别强调肾与眩晕的关系，认为肾精亏虚，脑海失充，可导致高血压头痛、眩晕等证的出现。《素问·五脏生成》"头痛巅疾，下虚上实"，这所提到的"下虚"是指肾虚。《灵枢·海论》"髓海不足，则脑转耳鸣，胫酸眩冒，目无所见，懈怠安卧"，指出由于肾精亏虚，不能生髓，脑海失充后出现的症状。《景岳全书·杂证谟·眩晕》："虚者居其八九，而兼火兼痰者，不过十中一二耳。"张介宾"宜补其精"的治疗法则，选用左归饮、右归饮，为肾虚型高血压的治疗法则提供了理论基础。另外《素问·上古天真论》："丈夫八岁，肾气实，发长齿更；二八，肾气盛，天癸至，精气溢泻……七八……天癸竭，精少，肾脏衰，形体皆极。"论述了肾精随年龄增长由盛到衰的过程，明确指出老年体衰，肾脏也随而虚衰，符合临床多见老年肾虚的临床表现。《医宗金鉴》载"瘀血停止……神迷眩运，非纯用破血之剂不能攻逐荡平也"；《素问·四时刺逆从论》"涩则

99

病积，善病巅疾"，说明古代已经认识到血瘀也可导致眩晕。

吉中强教授认为肾虚血瘀包括（肾）气虚血瘀、（肾）阴虚血瘀和（肾）阳虚血瘀。《医学衷中参西录》"或纵欲过度，气血亏损，流通于周身者，必然迟缓，血即因之而瘀"，说明纵欲过度伤于肾、肾气不能推动血液正常运行，血液运行缓慢，停滞成瘀的病因病机；血得温则行，得寒则凝，因此肾阳虚而阴寒内生，使血液运行不利而凝聚成瘀血。瘀血停于上而导致头痛、眩晕，此与《医林改错》"血受寒则凝结为块"的理论相吻合；阴液有润养血脉的功能，保持血脉滑利，血液运行通畅，另外阴液也是血液的重要组成部分，所以阴液亏损使血液干枯，血液运行不畅和血液干枯均可形成瘀血内停。

肾虚血瘀的临床表现为肾虚症状兼有腰痛，痛如针刺，部位固定不移，面晦唇暗，舌质紫暗，有瘀斑、瘀点，脉涩。

二、谨据病机，确立治法

肾虚血瘀是老年高血压的重要的病因病机，治当以补肾活血为原则。吉中强教授认为，补肾为阴阳平补，肾气是肾中阴阳平衡协调的有机统一体，遵照"阳化气，阴成形""阳生阴长"之理，治法上当阴阳平补，化生肾气。益肾气，乃补元气之义。元气充足，推动血行，瘀浊无以内生。同时，肾为虚脏，只有肾气充足，才能施泄于脉，化而为血，血行有力而不壅滞；活血为化瘀通络，已生之瘀血是高血压的重要病理改变，加以活血之品以化瘀通络，瘀浊祛则脉络利，精血生，祛瘀意在补虚。

因此，老年高血压当以燮补阴阳、补益肾气为主，配以活血化瘀通利脉络为辅，使肾中精气得充，脉中血活瘀祛。吉中强教授结合临床，化裁组方，其中主药有山萸肉、熟地黄、山药、丹参、川芎等，收到很好的临床疗效。

三、师古求新，衷中融西

吉教授在辨证辨病的基础上，重视中药现代药理研究进展并加以运用，提高中医药的疗效。高血压的形成机制主要与血流动力学的改变、神经内分泌的影响、肾素—血管紧张素系统（RAAS）作用等密切相关，针对高血压的发病机制及药理研究表明，诸多中药具有调节血压的作用，如防己、罗布麻、茯苓、泽泻、茵陈蒿等具有利尿、减少血容量作用，半夏、海风藤、山楂、何首乌等具有影响血管紧张素Ⅱ形成及降低 AngⅡ 的含量的作用，天麻、三七、黄芩、黄连等具有减慢心率、降低心排出量的作用，钩藤、桑寄生、川芎、当归等具有扩张血管平滑肌的作用等。另外，以补肾活血为治则指导下的组方治疗高血压病具有较好的疗效，既往研究表明，六味地黄丸不仅可以通过防止启动 RAAS 系统明显降压，改善胰岛素抵抗、减轻炎性反应、改善脂代谢异常等危险因素，还可以提供靶器官保护。文秀莲等自拟补肾活血汤治疗老年单纯收缩期高血压（肾虚血瘀证），观察治疗前后中医证候、血压、血浆内皮素-1、一氧化氮、血管性血友病因子水平的变化，结果表明，补肾活血汤组可以明显提高临床疗效及改善高血压患者血管内皮功能。

吉中强教授认为，结合当前中医药对高血压研究的认识，辨病辨证相结合，选择性应用此类具有降压作用的中药或组方，往往可以收到事半功倍的临床效果。

四、因人而异，加强调护

中医诊病既强调整体观念，亦重视三因制宜，肾虚有肾气、肾阴、肾阳亏虚不同，患者有气虚、血瘀、气滞、痰湿、阴虚、阳虚等体质差异，遣方用药亦有差异。头重如裹、胸闷作恶者，考虑兼有痰浊，加用半夏、瓜蒌、白术、云苓、竹茹、枳实等，使脾健得运，痰浊自去；头胀、头痛明显，伴有情绪烦躁者，考虑兼有肝阳上亢，加用珍珠母、生龙骨、生牡蛎、天麻等，使肝阳得潜、肝风得息；头晕目眩，兼有乏力、心慌、面色萎黄者，考虑气血不足，加用当归、黄芪、龙眼肉、阿胶等，使脾气健运，气血得养。

吉教授在药物治疗的同时，十分重视患者的饮食起居，因为本病的发生与之息息相关。尤其近年来，随着生活水平的提高，饮食结构的改变，高胆固醇及脂肪类食物比重增加，本病的发病率逐年提高。对此，他每每嘱托患者饮食宜清淡，量要适中，荤素搭配要合理，忌食生冷辛辣，尤忌肥甘油腻，少饮咖啡，禁止饮酒；谆谆告诫患者，生活要规律，惜精神，除妄念，节房事，如是方可助药生效，利于康复。正如《灵枢·本神》所说："必顺四时而适寒暑，和喜怒而安居处，节阴阳而调刚柔，如是则僻邪不至，长生久视。"

五、病案举隅

患者，男，72岁，2013年10月20日，头晕、头昏反复发作5年，加重1周来诊，刻下无头痛、头胀，时有胸闷、心慌，乏力，腰膝酸软，耳鸣，听力下降，发稀，纳可，眠差多梦，夜尿频，大便可。舌淡黯，苔白，脉沉涩。查体：BP 160/70 mmHg，心率70次/分，律齐。中医诊断：眩晕病（肾虚血瘀证）；西医诊断：高血压病。方药：杞菊地黄丸加减，枸杞18 g，菊花15 g，山萸肉15 g，熟地黄15 g，山药15 g，茯苓18 g，泽泻12 g，川芎18 g，葛根18 g，炒桃仁9 g，红花9 g，炙甘草6 g，7剂水煎服。用药后头晕、头昏症状明显减轻，乏力、腰膝酸软感、尿频症状改善，血压维持在130～140/65～80 mmHg，守方调理月余，诸症消失。

（周景想）

温潜法治疗老年高血压

吉中强主任医师在多年临床经验的基础上，认为部分老年高血压病的重要病机为阳虚火浮，治疗应以温潜法为主。

一、肾阳虚衰是老年高血压病的重要病理基础

中医学认为导致衰老最重要的因素是肾气不足，肾者先天之本，主藏精，肾气的盛衰决定着人体生、长、壮、老、已，老年多表现为以肾虚为主的多脏腑亏虚。正如《素问·上古天真论》所描述："女子七岁，肾气盛，齿更发长……七七，任脉虚，太冲脉衰少，天癸竭，地道不通，故形坏而无子也。丈夫八岁，肾气实，发长齿更……七八，肝气衰，筋不能动，天癸竭，精少，肾脏衰，形体皆极。"老年人随着年龄的增长，肾中

精气渐衰，其他各脏腑得不到肾气的濡养、滋润，必然会产生不同形式的功能失调，进而导致各种疾病的发生。病损日久，使肾中精气更加虚损，所谓"五脏之伤，穷必及肾"。而肾气是由肾阳蒸化而产生，气虚日久必然伴随阳虚。卫明的试验研究和实地调查也证明老年人不但以肾虚为主，而且多偏于阳虚。

张介宾认为"眩运一证，虚者居其八九，而兼火兼痰者，不过十中一二耳。"并根据《内经》中"上气不足，脑为之不满"的理论，提出了"无虚不作眩，当以治虚为主"的观点。老年人天癸衰竭是形成阳虚的重要内因，阴损及阳导致阳虚，亦为重要原因。祝谌予认为，高血压病初期在肝肾，阴虚阳亢，日久则气病延血，阴损及阳，发展为气血瘀阻、阴阳两虚、多脏器受损之晚期高血压。尚春生指出，高血压病患者虽以阴虚阳亢证为多，但亦不应忽视屡用重镇潜阳法，久服苦寒泻火之品的患者中易出现阳虚证者。徐迪华认为，高血压病病久阴损及阳，此时的主要矛盾是阳虚，心肾最为突出，并多有兼夹证型。苏卫东等认为，肾为先天之本，脾为后天之本，由于先天禀赋不足、后天失养及治疗欠当、病程过长等原因均可导致高血压病患者脾肾阳虚。

二、阳虚火浮是老年高血压病的重要病机

肾阳对人体起温煦、激发和推动的作用，是全身阳气的根本。肾阳虚衰，闭藏功能下降，真阳不能潜藏于肾宫，浮越于外，另外，阳虚温煦失职，阴寒内盛，逼阳浮越，两者都会引起阴阳格拒的变化。拒格的阳气可向上浮越，向外浮张，引起格阳、戴阳等证，阳气郁积之处，可引起各种热象，成为典型的浮火表现。张介宾指出："阳虚者亦能发热，此以元阳败竭，火不归原也。"清·何梦瑶亦曰"肾阴盛，逼其浮游之火上升，又一火也"（《医碥》）。陆以湉则进一步阐明曰"真阳不足，无根之火为阴邪所逼，失守上炎"（《冷庐医话》）。张锡纯在《医学衷中参西录》中亦论曰："论下焦之火上窜不归原，亦气海元阳之浮越也。然其病浑名火不归原，其病因原有数端……有气海元气虚损，不能固摄下焦气化，致元阳因之浮越者……有下焦真阴虚损，元阳无所系恋而浮越者……有气海元阳

大虚，其下焦又积有沉寒锢冷，逼迫元阳如火之将灭，而其焰转上窜者。"

另外肾阳虚则气化无力，气机运行不畅，心火不能下潜于肾，虚阳上浮，失于潜藏。导致上热下寒，上实下虚。如《素问·五脏生成论》："头痛巅疾，下虚上实。"明·张三锡《医学准绳六要》云："眩运，上实下虚所致。"李用粹《证治汇补》论述眩晕时指出："湿痰眩晕，肥白人湿痰滞于上，阴火起于下，痰挟虚火，上冲头目，邪正相煽，故忽然眼黑生花。所谓无痰不作眩也……肾虚眩晕，人身阴阳，相抱而不离。故阳欲上脱，阴下吸之。若淫梦过度，肾家不能纳气归原，使诸气逆奔而上，此眩晕出于肾虚也。"

肾阳虚衰，失于温养，脉管收缩，外周血管阻力增加；另外阳虚特别是脾肾阳虚，脾不能运化水湿，肾不能蒸腾气化水液，水液运行代谢失调，出现痰浊水饮，阻滞脉管，上犯清阳之位；虚阳浮越，鼓动血脉，均可出现血压升高。

阳虚火浮型老年高血压病在临床上呈现出两组相反的症状：一是肾阳虚，是疾病的本质：面色㿠白或黧黑，腰膝酸软，形寒肢冷，尤以下肢为甚，神疲乏力，或见便泄稀溏，五更泄泻，或小便频数、清长，夜尿多，舌淡，苔白，脉沉细无力，尺部尤甚等症状体征；二是虚火，如《景岳全书·火证》所云："寒从中生，则阳气无所依附而泻散于外，即是虚火，假热之谓也。"虚阳上越，虚火上冲，症状偏于头面五官局部，以头晕头痛、口干口苦、面红或颧红、头汗出、心烦不寐等症为主。容易误诊为肝火上炎或肝阳上亢，这是临证时应详细辨清的。

三、温潜法是治疗老年高血压病的重要治法

（一）温潜法之源流

温潜法，是指温阳药与潜镇药同用，温阳药如姜、桂、附之类以扶颓衰之阳气，配伍潜镇药如三甲（牡蛎、鳖甲、龟甲）、磁石之类以潜制其虚亢之阳，适用于阳浮于上，上盛下虚型的阳虚火浮证。

温潜法中以温热药配合重镇药，这一配伍可追溯到张仲景。《伤寒论》

中"火逆下之，因烧针烦躁者，桂枝甘草龙骨牡蛎汤主之"。这就是温药加重镇安神的配伍之祖，可以说开了温潜法之先河。"伤寒脉浮，医以火迫劫之，亡阳，必惊狂，卧起不安者，桂枝去芍药加蜀漆牡蛎龙骨救逆汤主之。"这里仲景明示了这种惊狂、卧起不安，其主要病机是亡阳。这也是对阳虚引起阳浮的最早论述。

"眩晕者，中风之渐也"，《金匮要略·中风历节病脉证并治》治疗中风的重要方剂侯氏黑散和风引汤都蕴涵温潜法的配伍思想。从侯氏黑散组方来看，该方以牡蛎平肝，桂枝、细辛、干姜等温通阳气。风引汤虽以寒凉重镇为主，方中以赤石脂、白石脂、紫石英、龙骨、牡蛎镇肝潜阳，但亦配伍干姜、桂枝等温热药，使之温通且固护正气。

清代郑钦安为"火神派"创始人，其创制的潜阳丹组方独特，是温潜法的代表方。近代因善用附子治病而成为沪上著名"祝附子"的祝味菊先生，则明确提出"温潜"之名，并认为"阳不嫌多，以潜为贵"。

（二）温潜法之方药

吉教授多年来以温潜法基础方——温潜降压方治疗老年高血压病患者，取得了良好的临床疗效。基本组方如下：炮附子9 g，生龙骨30 g，生牡蛎30 g，杜仲15 g，肉苁蓉15 g，砂仁6 g，泽泻15 g，生山楂9 g，制首乌12 g，怀牛膝15 g，葛根12 g，炙甘草6 g。阳虚甚者，加仙茅、肉桂；火浮明显者，加鳖甲、龟甲；气虚者，加党参、黄芪；兼有阴虚者，加熟地黄、石斛；痰湿内蕴者，加猪苓、茯苓；气滞明显者，加陈皮、枳实。方中以炮附子、杜仲、肉苁蓉温肾助阳，扶正固本，《本草求真》云："附子……通行十二经，无所不至，为补先天命门真火第一要剂。"杜仲是治疗肾虚型高血压的常用药物，《药性赋》谓之："强志壮筋骨，滋肾止腰痛"；肉苁蓉补肾阳，益精血；生龙骨、生牡蛎重镇之品潜镇浮阳，《本草思辨录》谓之"龙骨摄阳以归土，牡蛎据阴以召阳"；砂仁辛温，具有引气归原之功效，《本草乘雅》："与命门火衰，不能纳气归元者，亦可使之从降从入矣"；泽泻利水渗湿而不伤阴；生山楂活血化瘀、化滞消积；制首乌滋阴养血，意在从阴引阳，且补而无助火之弊；葛根、怀牛膝一升一降，调理气机；炙甘草调和诸药，培土敛火。诸药相配，温而不燥，补而兼通，扶正不留邪，祛邪不伤正，共奏温阳潜镇、引火归原之功，恢复人体阴阳平衡、阴平阳秘的状态。

四、讨论

温潜法适合于阳虚于下，火浮于上证型的老年高血压患者。以温潜法治疗老年高血压病患者，应当根据老年人体弱久病的特点，使之温阳不致燥烈，潜镇不致郁遏。温阳的同时注意滋阴，正如张介宾所主张的"善补阳者，必于阴中求阳，阳得阴助则生化无穷。"阳不化气则水精不布，多有痰饮水湿停聚，高血压病久病入络，痰瘀多互结为患，所以应当根据病情配伍利湿化痰、活血通络之品。"先天之本在肾，后天之本在脾"，脾与肾相互依赖，一方面脾之运化有赖于肾阳之温煦，另一方面，肾阳之盛衰又有赖于脾气散精之滋养。临证常在扶阳益肾的同时，辅以补气健脾，俾使脾肾相互资助而生化不息。另外，还应注意温养与温通结合，使之补而不滞，调气与潜镇相伍，使之潜而不郁。

从弦脉谈高血压的诊疗

脉诊是中医诊断疾病的一种特色诊法，是中医辨证的重要依据，脉象可以揭示疾病的病理机制及病情转归，指导临床用药。弦脉是高血压最常见的脉象，并且许多高血压患者早期并无明显症状，但是脉象上已经发生变化。因此，研究高血压弦脉的形成机制、特点及诊治规律，对于今后的研究希望会有所启发。

一、弦脉的主病

弦脉表现为血管紧张、管壁不柔，三部应指，端直而长，如按琴弦。历代医家多认为弦脉主肝病、胆病、痛证和水饮，近年来也有主张"弦脉主寒证"。《内经》中强调弦脉主肝胆病证，"肝脉弦"。《金匮要略》："脉单弦者饮也，双弦者寒也。"元·滑寿《诊家枢要》与明·李中梓分别对寸关尺三部所主病证加以阐述，如《诊家正眼》中曰"弦为肝风，主痛主疟，主痰主饮，弦在左寸，心中必痛，弦在右寸，胸及头痛；左关弦兮，痰疟癥瘕，右关弦兮，胃寒膈痛；左尺逢弦，饮在下焦，右尺逢弦，足挛疝痛"。《景岳全书》论弦脉主病为"阳中伏阴，为血气不和，为气逆，为邪胜，为肝强，为脾弱，为寒热，为痰饮，为宿食，为积聚，为胀满，为虚劳，为疼痛，为拘急，为疟痢，为病痹，为胸胁痛，疮疽"。

现代临床中，弦脉可出现于很多种系统的疾病中，如肝胆消化系统、神经系统、循环系统、呼吸系统等，也常见于妇科、外科、肿瘤科等。另外，焦虑、抑郁等情感障碍也常见到弦脉。弦脉也并非皆是病脉，有些是属于生理性的，另外和季节气候也有一定关系。另外，疾病转化之时，有时弦脉的出现代表正气的存在或恢复。

二、高血压弦脉的形成机制

高血压属于中医学"眩晕""头痛""风眩""头风"等范畴，现代许多专家学者一致认为高血压患者多存在弦脉特征。有研究显示，高血压弦脉的出现率在80%甚至90%以上。我们在临床中也能发现存在这个规律。

古代多数医家认为弦脉多是由于阴阳不和，气逆上犯，导致经脉拘束，影响血行，使其气血收敛所致。如李东垣说："弦脉，总是阴阳不和，肝气上逆。"滑寿说："弦……为血气收敛，为阳中伏阴，或经络间为寒所滞。"

高血压弦脉的出现原因可以分虚实两方面：首先，高血压的中医病机多属肝肾阴虚，阴虚则筋脉（血管）缺乏濡养；另一方面，当体内存在一些实性病理因素如寒邪、痰饮、瘀血、癥瘕等，气血运行受到壅遏，邪阻气逆，肝失冲和舒启而亢逆，脉象呈现弦象。总之，筋脉不濡或者筋脉不舒则筋脉不柔，而出现弦象。

现代医学通过研究认为，弦脉是由多种因素引起脉搏形体改变的脉象，如动脉血管弹性减弱，血管壁紧张度增高，或血管发生退行性变化，外周阻力增加，周围血管紧张度增加，或局部血管缩小，循环血量增多等因素有关。其机制多由于交感神经兴奋、体内的去甲肾上腺素、血管紧张素、内皮素等分泌增加，而引起血管张力增加，血管收缩、血液流入小动脉时受阻而使脉象呈现平直搏动的现象。功能性弦脉主要由于外周阻力的突然升高而引起血流速度加快而出现端直以长的脉象。

三、高血压弦脉的特点

高血压所致的弦脉特点：重按尺部，寸、关部仍然弦而有力。而且一般来说，血压实际测量值的高低和切脉的紧张度感觉成正相关。

高血压多见弦脉，但是一般来说，单一弦象不能准确诊断高血压，某些中老年人，如脉象虽似弦脉，但又缺乏相应的相兼脉和证候，则应考虑单纯桡动脉硬化。弦象与劲、亢、满、涩形成两个或两个以上的兼合脉象才能诊断，其准确率与兼合种类的多少成正相关。

从传统脉学来讲，鉴别高血压的弦脉与其他疾病的弦脉是比较困难的。肝胆病之弦脉的紧张度相对于高血压病之弦脉的紧张度一般更高，甚至可达牢脉的感觉。高血压病日久也易在弦脉基础上见到沉取实大弦长，坚牢不移的牢脉。从现代脉学研究来看，有学者应用中医脉象仪采集224例原发性高血压病患者的压力脉图和300例非高血压病弦脉压力脉图，发现高血压弦脉组外周阻力高、血管弹性差、大动脉的张力增高，处于高压、高张力的时间延长，而非高血压弦脉组无外周阻力的明显变化，但具有动脉顺应性减退，大动脉处于高压力、高张力状态的血流动力学特点。

四、弦脉对高血压预后判断的借鉴意义

脉象贵在有胃、有神、有根。对于弦脉，《脉诀启悟》曰："但以弦少弦多，以证胃气之强弱；弦实弦虚，以证邪气之虚实；浮弦沉弦，以证表里之阴阳；寸弦尺弦，以证病邪之升降。无论所患何证，兼见何脉，但以和缓有神，不乏胃气，成为可治；若弦而劲细，如循刀刃，弦而强直，如新张弓弦，如循长竿，如按横格，皆但弦无胃气也。"元·戴启宗指出"弦而软其病轻，弦而硬其病重。"同样，对于高血压，一般来说，随着病情的加重，脉象的弦度增加，柔和度下降。而且脉象越是弦硬挺直、搏指有力，提示血压越高，应警惕高血压危象及脑血管意外的发生。《医学衷

中参西录》列中风先兆征之首即为"其脉必弦僵而长，或寸盛尺虚，或大于常脉数倍，而无缓和之意"。

五、高血压弦脉的中医治疗

在高血压的治疗上，一般用重镇平肝、滋阴、清热的药物多一些。根据对高血压弦脉形成机制的探讨，可以为用药提供借鉴。阴虚、水饮、寒邪、瘀血等等均可出现弦脉。高血压水饮、痰湿内停的加以通阳渗湿，健脾化痰；"久病入络""久病多瘀"，在辨证的基础上，气血相对充盈的情况下用一些活血化瘀、通络解痉的药物会提高疗效；寒主收引，血脉收引凝泣，出现脉弦而有拘紧之象时，可以采取散寒发汗的方法，当然这需要辨证准确，同时需要注意有无肝肾阴虚的情况，如左尺脉是否细而重按无力，需要顾护阴血。

六、高血压弦兼脉的治疗

高血压患者除见弦脉外，多兼见他脉。相兼脉对于确定疾病的病位、病性具有重要的作用，因此我们可以充分利用弦脉的相兼脉，准确确定病位、病性等，以指导用药。如果可以实现相兼脉与证候的一一对应关系，对于临床具有极其重要的意义。下面谈一下常见的几种弦兼脉。

（一）弦洪脉

弦洪有力的脉象多见于肝阳上亢证，可以选用天麻钩藤饮、镇肝熄风汤等加减。张锡纯自释镇肝熄风汤"此因肝木失和，风自肝起。又加以肺气不降，肾气不摄，冲气胃气又复上逆"，张氏曾于薯蓣半夏粥文中说到"弦而有力，为冲胃气逆，脉似热却非真热"。说明此种有力之象非由于热胜，而在于气逆，但也不可妄与开破泄气。

（二）弦滑脉

一些现代医家认为弦脉和滑脉是不可能相兼出现的。其实弦脉是血管壁搏动的体现，而滑脉是血液在血管内流动的一种体现，弦脉与滑脉没有绝对对立矛盾的存在，二者同时出现是完全可能的。古代文献也有记载，如《脉经》指出："关上弦滑而大小不均是病方欲进"。

高血压弦脉兼滑者多见于痰浊中阻的患者，痰气搏结，气血不畅。可以用半夏白术天麻汤等加减，加用茵陈、山楂、瓜蒌、冬瓜子、海藻、泽泻等化痰浊利水湿。

（三）弦细脉

在老年高血压患者中最为常见，多为肝肾阴虚。脉细多为阴血亏虚，可因血亏津少、脉道失充或气虚无力运血。严重者出现涩象甚至结代脉。偏阴虚者脉形较弦，用杞菊地黄汤加减，加用白芍养阴柔肝，或加杜仲、桑寄生等阳中求阴，补益肝肾。偏气血虚者脉力较柔弱，有些患者双寸无力，用生脉饮加减。

（四）弦迟脉

脉弦迟或沉迟无力者，脉气明显不振，多脾肾气虚或阳虚水泛，治以补脾益肾、益气温阳、化气利水。方选桂附地黄汤或补中益气汤加减。当然有些虚实夹杂的患者，在补虚为主的同时可以佐以平肝、化痰、逐瘀甚至苦寒清热之品。屡用平肝降逆、清肝泻火类的方药容易伤及脾肾阳气，有的会出现上热下寒的情况，右尺重按无力，可加用引火潜阳之味如龟甲、知母、牛膝、炮附子、砂仁、炙甘草等。

七、结语

脉诊对于中医理论体系及临床实践的意义重大，为历代中医所重视，但是其主观性较强，古代文献有些描述也不尽准确规范。因此，应当进一步整理研究古代中医文献中的脉诊相关内容，探讨古今文献尤其是医案中"病脉证并治"的规律。中医对脉诊的认识可以用现代医学及科技手段加以阐释和研究，20多年以来，中医脉诊的定量化研究取得了很多重要成果，但是各种感测技术侦测桡动脉的脉像信号，感测器大多以单一感测点（关部）为主，违反中医典籍三部九候的切脉原则。另外，有形无神，灵而不活也是机械描绘的重要缺点，判别能力依然有限。有望在以后的研究中，利用各种先进技术手段实现突破，这应当是中西医结合研究的重要融合点。弦脉是高血压出现概率最高的脉象，从弦脉入手，或许可以逐渐揭示中医脉诊及临床治疗深邃丰富的内容和本质，为高血压的中西医治疗提供新的思路和方法。

（韩晶，安佰海）

吉中强教授治疗心悸的临床经验

心悸主要是指患者自觉心中悸动，惊惕不安，甚则不能自主的一种病症，多因劳累、情绪刺激等因素诱发，根据其临床症状及特点，多属西医心律失常的范畴。在临床治疗过程中不外虚实两端，吉教授认为心悸以虚证为多，多为大气下陷，气短难续或肾阳不足，心肾不交，瘀血阻滞；年轻妇人多是肝气不舒，气机阻滞；在治疗中注意益气升提，补肾活血，同时注意疏肝解郁之法，多采用升陷汤、金匮肾气丸合血府逐瘀汤或柴胡疏肝散等方剂加减治疗，取得了较好的临床疗效。

吉教授认为患者心悸症状明显而痰浊水饮等有形实邪伴随症状不明显者，在治疗中可以直接选用以上三方或联合应用，可取得较好的临床疗效，在具体的应用中可根据主诉及临床症状辨证施治。对于心悸伴喘促短气、动则气喘、胸闷刺痛、舌质暗红，脉涩，可用《金匮》肾气丸合血府逐瘀汤加减施治；对于舌质淡、苔薄白，脉细弱，胸闷、气短、乏力明显的患者，多用升陷汤加减治疗；对于舌红，脉弦，心悸不安，伴胁腹胀闷者，多用柴胡疏肝散加减治疗。

中医基础理论认为，心肾为上下相交之脏，心肾同属少阴，心居上焦属火，肾居下焦属水，心火下潜以温肾阳，肾水上济以资心阴，共奏阴阳协调，水火相济之功，心的诸多功能有赖于肾气的温煦与滋养。《景岳全书》载："心本乎肾，所以上不宁者，未有不由乎下，心气虚者，未有不由乎肾。"心悸患者常见于老年人，其肾气渐衰，肾精亏耗，肾阳不能蒸腾，命门火衰而心脉失养，心失温煦，心阳不振，而发心悸怔忡，肾精不足，摄纳无权，气喘于上，出多入少则见喘促短气，动则气喘等症。肾为一身阴阳的根本，肾阳虚衰，不能温养血脉，常致血寒而泣；肾阴亏虚，津液不足，脉络空虚，血流缓慢而血滞脉络，脉络瘀阻，血行不畅，精血化源不足又有碍于肾阳肾阴的化生，由上可见肾虚引起血瘀，血瘀加重肾虚，故而吉教授认为肾的生理功能失调是心悸的发病源头，由其导致的瘀血阻滞在心悸的发生发展过程中起着重要作用，肾虚血瘀是心悸患者的病理基础，补肾活血是治疗心悸的重要大法，针对老年心悸患者，临床表现为心悸伴喘促短气、动则气喘、腰膝酸软、怕冷恶寒，胸闷刺痛、舌质暗红，脉涩。其证多属阳虚血瘀，临床多选《金匮》肾气丸合血府逐瘀汤加减治疗。《金匮》肾气丸原是《伤寒论》中的方剂，临床多用治肾阳不足证；血府逐瘀汤是《医林改错》中的方剂，主要用治胸中血瘀证；两方合用追根溯源、挈对病机，疗效显著。

升陷汤是张锡纯《医学衷中参西录》中的方剂，是用治大气下陷之主方，张锡纯先生明确指出了处方立意，即人之胸中自有大气，为人身诸气之纲领、周身血脉之纲领，人身之气充足自可托举大气以维系全身气机的畅达；若人身之气不充，胸中大气不能升举，则见大气下陷，其临床表现多为胸闷、心悸、气息难以接续。吉教授在治疗心悸兼有胸闷、气短、乏力等临床表现的患者时，多仿张氏之意而用升陷汤加减。方中重用黄芪为君，吉老临床多用至 30～60 g，取其补气、升提胸中大气之意，然其性微热，佐以知母凉润之；柴胡为少阳之药，引大气之陷者自左而升；升麻为阳明之药，引大气之陷者自右而升；桔梗为药中之舟楫，载药上行、开提胸中大气；柴胡、升麻、桔梗药量较小，多不超过 9 g；临床治疗患者胸中大气下陷，气短不足以息，心悸、胸闷疗效可观。吉教授临床运用升陷汤治疗心悸时，多加用三七、丹参以增活血之效，吉老认为患者胸中大气下陷源于胸中宗气不足，宗气走息道以行呼吸，贯心脉以行气血，宗气不足则呼吸不调、血脉不畅，日久可见瘀血形成；瘀血阻滞有碍宗气升提，两者相互影响，恶性循环，故而加用三七、丹参以活血化瘀，通行血脉，脉道通畅有利于宗气之调达疏布。临床用之多效，故无论患者有无血瘀征象，均可酌情加用三七、丹参以活血，以增原方升提之力。

柴胡疏肝散出自《证治准绳》引《医学统旨》方，以疏肝理脾的《伤寒论》方四逆散，去枳实加香附、陈皮、川芎、枳壳而增强疏肝行气解郁、活血化瘀止痛之效，故而多用治肝气郁滞、瘀血阻滞所引起的多种病证。吉教授临床多运用柴胡疏肝散加减治疗因情志不舒所致心悸、胸闷伴胁腹胀闷、舌红、脉弦等证，取得了较好的临床疗效。吉老认为心悸实证者初起多与气血郁滞有关，因肝藏血主疏泄，心主血脉而调畅气血，而女子以肝为先天，故临床多见妇人因情志不畅而致肝气郁结，瘀血阻滞，影响心血运行，表现为心悸、脉弦等证，此时运用柴胡疏肝散以疏肝解郁，调达肝气，诸症自除。吉中强教授多根据患者不同的临床表现运用柴胡疏肝散加减治疗心悸，疗效可观；如患者心悸伴有头痛目赤、小便黄赤、大便秘结者，可用柴胡疏肝散加栀子、牡丹皮以清热疏肝；若患者心悸不安，失眠健忘，头晕目眩可酌加酸枣仁、白芍，以养血柔肝、安神定悸。

吉教授认为虽然以上三方的适应证较为广泛，但临床应用也存在不适合的情况，如患者出现邪气盛的表现，当以祛邪为主，或祛邪扶正并用；如痰湿水饮明显者，当以温阳利水化湿为主，不应单纯使用以上三方治疗，对于老年患者出现心悸等症状，体质虚弱者，适合使用升陷汤；肾虚瘀血症状明显者选用《金匮》肾气丸合血府逐瘀汤，亏虚症状不明显的患者应多从肝气不舒等调理肝气角度入手，可选柴胡疏肝散加减治疗；另外吉教授认为无论患者有无血瘀征象均可酌情加活血化瘀药物，如三七、丹参等，以增疗效；因瘀血有碍气血运行，气血运行不畅日久亦可加重瘀血之征，两者相互影响，故临床应用上方时酌情配伍活血药，疗效显著。吉老在治疗心悸时，根据患者不同的临床表现，鉴别患者气血阴阳、气滞瘀血水饮等不同病机，灵活运用《金匮》肾气丸合血府逐瘀汤、升陷汤、柴胡疏肝散等方剂，取得较好的临床疗效，值得我们年轻医师学习借鉴。

（张雅文）

吉中强教授治疗冠心病经验

吉中强教授在其近三十年的临床及科研工作中，对冠心病的诊治积累了丰富的经验。吉教授处方灵活，药味精当，疗效卓著，现将他治疗冠心病的经验略陈如下。

一、衷中参西，强调中西医结合

吉中强教授无论在治学科研或临床工作方面都注重中西医结合，中西医并重，相互促进，共同发展。吉中强教授认为中西医结合广义上属于中医学，是中医学发展的分支，中西医结合是历史的必然，中医与西医迟早会走到一起。

吉中强教授认为中医和西医虽然是两种体系，可是这两种体系处理的对象都是自然人，因此中医与西医是可以结合的。吉教授认为中西医结合的方式可以是多种多样的，中西医结合可以是理论方面的结合，可以是实践的结合，可以是医生个人的结合，也可以是对于一个患者的中西医结合疗法。中西医结合的方式应该是灵活的，结合的目的是为了提高疗效，而不应该把中西医结合局限地界定在哪个方面。吉中强教授认为中西医结合不是单纯中医和西医的相加，中西医结合的实质是两种体系有机的融合，去粗取精，优势互补，以期寻找到新的思路、新的方法。

在冠心病的诊疗方面，吉教授强调首先明确诊断疾病。现在临床，不少非冠心病患者被错误诊断为冠心病，如胃食管反流病、心脏神经官能症等。胸痹、心痛也极易与多种疾病如胃脘痛、悬饮等相混淆，虽然在治法上有时可以相互参考，但是在疾病的预后转归上，却截然不同。因此在中医四诊合参基础上，结合现代的实验室检查及影像学检查，更全面地了解掌握病情是非常有必要的。另外，在处方用药方面，吉教授认为在不影响中医辨证论治及整体组方原则基础上，可以适当加用经现代药理研究证实具有针对性作用的药物。如治疗心律失常时，吉教授常加用甘松、苦参；治疗高脂血症，多选用具有降脂作用的活血药如山楂、丹参、三七、大黄、蒲黄；治疗 PTCA 后再狭窄，常选用具有抗血小板聚集作用的药物如枳实、桃仁、红花。

二、化瘀为主，治法气血水同调

冠心病是严重危害人类健康的多发病，属于中医"胸痹""心痛"等范畴。冠心病的发生与外邪侵袭、膏粱厚味、七情内伤、年老久病等因素均有关系，其病位在心，病机多为虚实夹杂，其中虚有气血阴阳不足，实则血瘀、痰阻、寒凝、气滞等。吉教授认为贯穿冠心病发病始终的基本病机是血脉瘀阻。《素问·痹论》有"心痹者，脉不通""痹……在于脉则血凝而不流""脉者，血之府也，……涩则心痛"的论述，《医学真传》亦谓"心为君主而藏神，不可以痛，今云心痛，乃心包之络不能旁通于脉，则痛也"，揭示了心痛与血瘀之间的密切关系。近年来的研究表明，血瘀证是冠心病发病的危险因素，是冠心病中最常见的证型。

　　血瘀既是冠心病的重要致病因素，也是脏腑功能失调，气血运行失常的病理反应，因此需要探究血瘀形成的原因以及与其他病机的关系。吉教授认为需从气血水三方面来研究血瘀。气、血、水在生理上密切相关，病理上则相互影响。气、血、水是人体功能活动的物质基础，气可化生水，水可化生血，血可化生水，水可化生气。生理状态下，三者可正常地相互转化。气、血、水皆可由水谷精微转化而成，《灵枢·邪客》曰"五谷入于胃也，其糟粕、津液、宗气分为三隧，故宗气积于胸中，出于喉咙，以贯心脉而行呼吸焉。营气者，泌其津液，注之于脉，化以为血"，唐容川《血证论》论述"若气达皮毛可生汗，气上输于肺可为津液，气化于下可为溺"。水可化气，《素问·经脉别论》曰："饮入于胃，游溢精气，上输于脾，脾气散精，上归于肺，通调水道，下输膀胱，水精四布，五经并行，合于四时五脏阴阳，揆度以为常也。"此言人体气的生成来源之一，由饮食水谷所化生的水谷精微之气生成。津血同源，《景岳全书》明确指出"血亦水谷之液"，即血和津液都是由水谷精气化生而来的。全身组织中的津液渗于脉中即成为血液的组成部分，而血液渗出脉外，则成为津液。《灵枢·痈疽》言："中焦出气如雾，上注溪谷，而渗孙脉，津液和调，变化而赤为血。"

　　基于气血水生理上的同源相生，决定了气血水在病理状态下极易相因为患。气虚或气滞可以影响血液、津液的正常循行及输布，造成血瘀或水湿停聚。即所谓"气行则血行，气滞则血瘀""气滞水亦滞"。同时"血不利则为水"，水邪阻滞血脉，亦可使血行不畅，《灵枢·刺节真邪》中云

"津液内溢，乃下流于睾，血道不通"。另外水湿停聚日久，蕴为痰浊，而痰瘀阻滞经脉，血行不畅，心脉闭阻，这些皆可发为胸痹。

吉教授认为冠心病的病因病机复杂且因人而异，在其发展过程中气虚、气滞、血瘀、水停等病机常是同时存在，互为因果，但其核心病机是心脉瘀阻，治疗以活血化瘀贯彻始终，或以补气利湿，寓通于补，以补中益气汤加减；或以理气行滞，通达气血，以柴胡疏肝散加减。湿聚则易为痰，痰浊常兼血瘀，痰瘀互结，常以血府逐瘀汤合半夏泻心汤加减。

三、立足整体，辨五脏相关联系

吉教授认为冠心病久病，心血、心阴易亏，辨证有阴血亏损者，即可加用生脉饮、酸枣仁、柏子仁之类，不主张长期应用檀香等辛香燥烈之品。川芎虽云辛温香燥，但是配伍芍药、生地黄等养阴之品，则无耗血之弊，吉教授认为临床应用大剂量（15~30 g）川芎有良好的散风止痛之功，对于冠心病伴有风寒头痛者有良好疗效。

吉教授立足中医的整体观和治病求本的思想，认为冠心病虽病位在心，但与其余脏腑亦关系密切。老年冠心病患者，肾气逐渐衰损，加之久病及肾，而肾为一身阴阳之本，心的诸般功能有赖于肾气的温煦与滋养，肾气亏虚，元气不足，心气运血乏力则血行瘀滞，临床常见肾虚血瘀之证，吉教授常以六味地黄丸合桃红四物汤加减治疗。吉教授强调临证须时时顾护胃气，冠心病患者多为老年人，脾胃等脏腑功能减退，他处方精简，剂量适中，既减轻患者胃肠负担，又降低就医成本。脾胃为气血生化之源，心主血，脾统血，若因思虑劳倦或饮食不节，脾胃受损，则气血生化乏源，如此由脾胃累及于心，导致心气、心血不足，吉教授临床多以归脾汤加减治疗。肺主气，司呼吸，通调水道，若脾虚土不生金，则肺气不足，水湿停聚，吉教授多以补中益气汤合春泽汤加减。脾胃为气机升降之枢纽，脾胃升降不利则全身气机受阻，胸中气机不利，影响血液运行，心脉痹阻则发为胸痹；另外脾失健运，胃失和降，津液运化失常而化为痰浊，痰浊痹阻胸阳，也可发为胸痹。半夏泻心汤全方辛开苦降，疏理气机，寒温并用，攻补兼施，临床用之，常收佳效。现代生活压力加重，不少患者情绪压抑，另一方面，冠心病为慢性疾病，患者久病情志不舒，这均可导致肝气郁结，不得正常疏泄，影响及心之气血疏散，影响病情进展，吉教授多以逍遥散加减，若气郁化火者加生龙骨、生牡蛎潜镇浮阳。

四、师法古今，创新血府逐瘀汤

王清任创立的血府逐瘀汤是治疗各种血瘀证的名方，气血兼顾，以活血祛瘀为主，开胸行气为辅，用于治疗"胸中血府血瘀之证"。吉教授针对现代冠心病的特点，有针对性地对血府逐瘀汤进行加减，使之更加切合临床实际需要，命名为新血府逐瘀汤。药物组成：生地黄、桃仁、红花、赤芍、川芎、当归、牛膝、枳实、生山楂、泽泻、何首乌。方中以桃红四物汤活血化瘀，山楂健胃消积，何首乌补肾养血，枳实行气和胃，牛膝活血兼有利湿，泽泻利湿而不伤阴。本方气血水三者同调，加入补肾健胃之品，理气行血又祛瘀生新，活血而不耗血。

吉中强教授临床善用新血府逐瘀汤加减化裁治疗心脑血管系统各种血瘀证，效果显著。对于气滞血瘀型患者，吉教授常予新血府逐瘀汤，气滞甚者加香附、陈皮；对于血瘀甚者，常配三棱、莪术活血行气；对久病、顽症、瘀血日久者，结合"久病入络"理论，多佐用地龙、蜈蚣、全蝎等虫类药，搜剔窜透，破瘀通络；对于气虚血瘀型患者，加用具有补气健脾功效的黄芪、白术、党参、山药等药物；对于肾虚血瘀型患者，合六味地黄丸进行加减化裁；血瘀兼痰湿者，合用瓜蒌薤白半夏汤，豁痰通阳；血瘀兼寒者，喜用桂枝、制附子、细辛等温经散寒；血瘀兼热者，加用栀子、牡丹皮以清热凉血化瘀；对瘀而化热之腑实证，善用大黄、芒硝通腑泄热；对肝火上炎、肝阳上亢者，加用茵陈、生龙骨、牡蛎散郁热、平肝火。

五、验案举隅

杨某，男，61岁，2010年11月25日初诊。患者于2008年无明显诱因出现胸前区疼痛，伴胸闷憋气，以活动后明显，休息及含服速效救心丸可缓解，于当地医院就诊，查心电图示：胸导联ST段低平，T波倒置，诊为冠心病。服用异山梨酯（消心痛）、硝苯地平（心痛定）等药物治疗，效果欠佳。患者既往有高脂血症病史1年。现症见胸痛时作，胸闷憋气，脘腹胀满，纳差，睡眠可，二便调。舌胖质暗，苔薄白，脉沉弦。证属气滞血瘀，水湿停聚。处方：当归10 g，川芎20 g，桃仁10 g，红花10 g，赤芍20 g，枳实10 g，山楂10 g，何首乌15 g，茵陈10 g，泽泻15 g，川牛膝10 g，桂枝10 g，7剂。二诊时，患者胸闷憋气较前减轻，活动后时有发作，口干，纳差，不欲进食，时有恶心，无反酸、胃灼热，眠可，二便正常。上方加半夏10 g，继服7剂。三诊患者胸闷憋气明显减轻，活动及受凉后时有发作，畏寒，手脚发凉，进食较前改善，无恶心呕吐，睡眠可，二便正常。上方加制附子6 g，7剂。此后原方稍事加减服用近2个月，诸症消失，复查心电图示大致正常。

按：患者证属气滞血瘀水停，治疗以理气活血，利湿通阳为主，选方以新血府逐瘀汤加减，经治疗后症状明显缓解。患者为老年男性，气机郁滞，津液不得正常输布，血脉痹阻，发为胸痹。脘腹胀满为气郁表现，患者舌质暗，脉沉弦，为血瘀水湿征象。给予当归、川芎、桃仁、红花、赤芍、枳实、川牛膝以理气活血；茵陈舒肝利湿，桂枝通阳化瘀；山楂活血健胃，泽泻利水渗湿，何首乌补肾养血，三者还有降低血脂之功效。二诊时患者仍有胃气上逆，加用半夏降逆化饮。三诊时患者阳气虚明显，加用制附子。吉中强教授认为只要辨证准确，虽半夏附子有不宜同用之说，但其实二者合用是安全的，初始剂量宜偏小，可根据情况逐渐加量。另外二者同用是有据可考的，《金匮要略》之附子粳米汤、《辨证录》之洗心汤等古今诸多方剂均有记载，历代医家亦多有应用。

（安佰海）

运用"交通心肾"理论探讨冠心病心绞痛的治疗

冠心病心绞痛属于中医学"胸痹"等疾病范畴，近些年来通过深入的临床实践，中医对于胸痹病机的认识已经趋于一致，即本虚标实，本虚以脏气亏虚为主，标实以血瘀痰阻、寒凝气滞多见。笔者通过几年的临床跟师学习，发现交通心肾法可辅助用于冠心病心绞痛的治疗，然后根据引起心肾不交的具体原因提出相应治法和方药，这对于冠心病心绞痛的治疗提供了新的思路和方法。

一、"心肾相交"理论

心肾相交是指心肾两脏之间的一种生理状态，是阴阳水火升降有常，相互资助又相互制约关系的高度概括。这一理论源于《周易》中的泰卦和既济卦，泰卦为地在上，天在下，《象曰》"天地交，万物通"；既济卦即坎上离下，水火相济之意。

《黄帝内经》用阴阳水火升降、五行生克制化和经络联系来阐释心肾的相互依存与对立的关系，《素问·阴阳应象大论》曰："动静相昭，上下相临，阴阳相错，而变由生也。"此处即是从天地阴阳的正常升降交感方面对水火相交进行论述，天地之道即人身之理。《伤寒论》中对于少阴病"心中烦，不得卧，"治以黄连阿胶鸡子黄汤，方中黄芩、黄连直折心火，阿胶入通于肾，鸡子黄通于心，濡离宫之火，乃交通心肾的良方。唐宋金元时代对心肾相交理论进行了充实与完善，如孙思邈在《备急千金要方》中提出"心者，火也；肾者，水也，水火相济"；朱丹溪在《格致余论》中曰"人之有生，心为火居上，肾为水居下，水能升而火能降，一升一降，无有穷已，故生意存焉"。

明代对于心肾相交形成了比较完整的理论体系，明代周之干在总结古典文献及前人观点的基础上首先提出"心肾相交"这一医学术语，并以水火升降理论和真阴真阳学说对其机制做出了详细的论述，并在《慎斋遗书·阴阳脏腑》中云："心肾相交，全凭升降，而心气之降，由肾气之升，肾气之升，又因心气之降。夫肾属水，水性润下，如何而升？盖因水中有真阳，故水亦随阳而升至于心，则生心中之火。心属火，火性炎上，如何而降？盖因火中有真阴，故火亦随阴而降至于肾，则生肾中之水。升降者水火，其所以使之升降者，水火中之真阴真阳也。真阴真阳者，心肾中之真气也，故肾之后天，心之先天也，心之后天，肾之先天也。"至此心肾相交理论经周氏阐释后愈加明了，始趋完备。

二、心肾相交的内涵

心肾两脏在正常状态下，阴阳、水火之间升降有常，气血精液交感互化，从而可以保证心主血脉、主神明，肾主藏精、主生殖、主水及主纳气等功能的正常发挥。

心肾相交涵盖了心肾之间的几乎所有协调关系，可以理解为是对心肾阴阳、水火、精神、气血的全面交感的高度概括，既包括了心火和肾水、君火与相火的相交，也包括了肾阳和心阳、肾阴和心阴等的相交。

心阳下交于肾，以助肾阳温煦肾阴，使肾水不寒，肾阴上济于心，以资心阴，使心火不亢，心火与肾水上下交通，维持二者生理功能的平衡。

心主君火，肾主命火，君火在上，为阳气之用，主出神明，心火离照当空，则万物以明，命火在下为阳气之根，主生主化，命火潜藏不露，则万物有生育之机，二火相互资助，协调共济则气血流畅，人之生长发育，五脏六腑之功能才能正常，此即吴达《医学求是》所言："经云君火以明，相火以位者，君明于上，端拱无为，相守其职，而行令于下也。"

心主血脉，鼓动血液流注周身以发挥营养与滋润作用，肾主藏精，使精气在体内充盈以推动人体生命活动，精与血同出于脾胃所化生的水谷精微，心血循行流注于肾中，则与肾精化合而变为精，肾精入冲任上交于心，则与心血合化为血。由于精血同源，故心血可化生为肾所藏之精，肾精亦可转化为心所主之血。

再者，心神肾精相互依存，心主藏神，为人体生命活动的主宰。《灵枢·邪客》云："心者，五脏六腑之大主也，精神之所舍也。"肾藏精生髓，是人体生命活动的根本，精是神的物质基础，神是精的外在表现，二者相互为用，精神相依，所以说水火相济，全在阴精上承，以安其神，阳气下藏，以安其志，一升一降，无有穷已，上下交通，生意存焉。

三、心肾相交失常——心肾不交

心肾两脏之间正常的阴阳、水火升降既济失调，所表现出的一系列病理变化及临床症状统称心肾不交。宋代医家严用和在《重订严氏济生方·白浊赤浊遗精论治》中首次提到"心肾不交"这一病理术语，强调："心火上炎而不息，肾水散漫而无归，上下不得交养，心肾受病，心受病者令人遗精白浊，肾受病者亦令人遗精白浊，此皆心肾不交，关键不牢之所致也。"从心肾水火逆乱，两走其偏，上下不交，导致心主神明、主血脉及肾主温煦、主藏精及水液代谢功能的异常说明心肾不交。明代周慎斋在其《慎斋遗书》中对心肾阴阳升降失常不得相交所致心肾病变亦有论述，如"若脏腑有邪，则有间隔，阳不得升，阴不得降，故心肾不交，则心虚而多骇，肾虚而多惊"。对于心肾不交所导致的严重后果，《冯氏锦囊秘录·调护水火论》指出："水火宜平不宜偏，宜交不宜分，火性炎上而宜使之下，水性就下而宜使之上，水上火下名之曰交，交则既济，不交则为不济，交者生之象，不交者死之征也。"由上可见心肾不交不是单指某一种病症，是由心肾之间异常的病理变化所致一系列临床表现及综合征的高度概括。

四、"心肾不交"在冠心病心绞痛发病中的地位

心肾不交是冠心病心绞痛发病的一个非常重要的中间环节。冠心病心绞痛病位在心，但与肾关系极为密切，"肾病者……虚则胸中痛"（《素问·脏气法时论》）。心主血脉，其功能亦与肾密切相关，"脉源于肾而主于心"，《素问·五脏生成》说"心之合脉也，其荣色也，其主肾也"。心肾相交则气血和畅，心主血脉的功能得以正常发挥，心肾不交，则心脉气血生化失常，经脉失养，"不荣则痛"，或者心脉气血运行受阻，"不通则痛"，导致冠心病心绞痛的产生。

多种因素引起心肾不交，可以导致冠心病心绞痛的发生。心肾不交的原因包括两大主要方面。第一，心肾本身的气血阴阳精神失调，包括心肾阴阳不调、心肾精气不交、心肾神志不交。另一个方面主要是指心肾交通的道路不畅，多责之于肝、脾胃和三焦，包括肝失疏泄引起的气机不畅、脾胃失和导致的升降枢纽失调和气血痰瘀导致的三焦道路受阻。种种因素导致心肾不交，进而使心脉气血运行受阻，经脉失养。心肾不交可以导致气滞、血瘀、痰阻、寒凝、气血阴阳的不足，而后者往往进一步导致胸痹

的发生并且同时加重心肾不交的程度。

五、冠心病心绞痛心肾不交的治疗

古人虽然没有明确提出交通心肾治疗胸痹的处方，但我们可以从已有方剂中找到对证的方药，这正是中医异病同治的体现。现代对于冠心病心绞痛的临床治疗，多着眼于理气活血化瘀祛痰、温阳益气滋阴补血等的治疗，往往忽视了加强交通心肾方药的使用。交通心肾是治疗胸痹的一个非常重要的思路和治则。

交通心肾法治疗冠心病心绞痛主要有药物治疗和修心治疗两方面。根据导致心肾不交的原因，药物治疗包括从心肾直接论治和畅通心肾交通道路两方面。还有一些具有交通心肾功效的药对或单味药。

（一）从心肾直接论治

从心肾直接论治主要指的是调节心肾本身的阴阳失调，如心阳虚、肾阳虚、心阴虚、肾阴虚等等。

肾阳为一身阳气之根，肾阳虚较心阳虚更为严重，并且肾阳为一身阳气之根，肾阳亏虚常可以导致心阳不足，并且由于肾阳虚和心肾阳虚临床表现相近，所以临床上肾阳虚和心肾阳虚往往不易区分。治疗肾阳虚或心阳虚的方药主要有桂枝加桂汤、真武汤、保元汤等。

心阴根于肾阴，心肾阴液易相互耗损，如偏肾阴虚者，治疗应以滋补肾阴为主，可选六味地黄丸、知柏地黄丸、左归饮等加减；如偏心阴虚者，应滋心阴降火，可选天王补心丹加减。阴虚则易生火，在滋阴的同时常配伍一些泻火之品，方选黄连阿胶汤加减。

（二）畅通心肾相交道路

人体的心肾失济，除本脏外也受其他脏腑功能失调的影响。在脏腑气机升降过程中，心肾虽然重要，但与脾胃、肝肺之间相互配合，共同完成气机的正常运行。

脾胃为气机升降之枢纽，清代名医张聿青指出："欲媾阴阳，当通胃府""惟胃为交通之路"。脾主升清，胃主降浊，清阳不升则浊阴不降，升降失常则心肾失交。若脾虚者，可以用《和剂局方》妙香散加减，方用人参、黄芪、炙甘草、茯苓、木香益气运脾；茯神、远志交通心肾；桔梗载药上行；辰砂镇心降火；山药补脾益肾，更用麝香通经开窍。若宿食、痰浊壅遏脾胃，可用保和丸、温胆汤加减。

肝主疏泄，调畅全身气机，清代名医薛雪通过调肝以交通心肾，认为"火以木为体，木以水为母。先天一气，由是通明"。欲求心肾相交，"无非寻常日用间，心欲宁、肝欲和、肾欲实"。陈士铎在《辨证录》中说："心欲交于肾，而肝通其气；肾欲交于心，而肝导其津，自然魂定而神安。"肝气郁滞者可用逍遥散、四逆散、柴胡疏肝散之类，肝血不足者可用酸枣仁汤，肝阴亏虚者可用一贯煎。

人身三焦有其名无其质，其实心肺即上焦，脾胃即是中焦，肝肾即是下焦，调理肝胆脾胃即是畅通三焦之道也。有瘀则活血化瘀，有痰或健脾祛痰或化痰通络，有湿则利湿燥湿。

（三）修心疗法

修心疗法是指通过涵养身心、清心寡欲、静坐内观等来辅助心肾相交。《内经》言："恬淡虚无，真气从之；精神内守，病安从来。"医道相通，道本一气，气分阴阳。心为性、主神、属离火、为阳，肾为命，主精，属坎水、为阴。阴中有阳，阳中有阴，阴阳交感而万物化生。《理虚元鉴》指出："以先天生成之体论，则精生气，气生神；以后天运用之主宰论，则神役气，气役精，精、气、神，养生家谓之三宝。治之源不相离。"人之心神易动，故道家有"心猿意马"之说，身随心动则精气耗散，而致心肾不交。欲交心肾，必涵养道德，虚静内守，心不妄想而气自固，身不妄动而精自固。涵养身心、交通心肾之要，在于虚静其心，固守其精。在现代社会，需要尽量少思虑、少物欲、节房事，并且加以静坐、凝神聚气以助心肾交通。

（四）交通心肾的药对和单味药

在药对方面，黄连与肉桂，枸杞与玄参应用较多。黄连和肉桂，即交泰丸，可谓是交通心肾的经典搭配。交泰丸出自明代韩飞霞的《韩氏医通》。黄连性寒味苦，直折心火，助离中之真阴下降；肉桂性热，味辛甘，大补肾阳，助坎中之阳蒸腾肾水上交于心，蜂蜜味甘调中。《得配本草》云："肉桂补命门之相火，通上下之阴结，升阳气以交中焦。"交泰丸原方中肉桂、黄连的比例是1:6，取意是"天一生水，地六成之"。

另外，枸杞子和玄参也可谓是调补心肾阴体的极佳药对。王学权在《重庆堂随笔》中记载的坎离丹，由枸杞子、玄参、生甘草组成。方中枸杞子色红补心阴，玄参色黑走肾补肾阴，甘草调中。《神农本草经解》谓："元参气寒益肾，味苦清心，心火下而肾水上，升者升而降者降。"

具有交通心肾功效的单味药有远志、莲子、茯神、柏子仁、豆豉等，兹举数味述之。从中药典籍检索来看，历代有很多医家都认为远志具有交通心肾之功，并且若配合菖蒲使用，则交通心肾之力更著。《本草崇原》："远志气味苦温，根荄骨硬，禀少阴心肾之气化。苦温者，心也。骨硬者，肾也。心肾不交，则咳逆伤中。远志主交通心肾。"另外一个能交通心肾的药物是莲子，《本草纲目》言："莲子交心肾、厚肠胃、固精气、强筋骨、补虚损、利耳目、除寒湿。"《神农本草经疏》认为茯苓（茯神）："入手足少阴……忧恚惊邪，皆心气不足也；恐悸者，肾志不足也。"《医方集解》中多次提及其交通心肾的功效，如"通肾交心（六味地黄丸）""通心气于肾（茯菟丸、桑螵蛸散）""交心肾（七宝美髯丹）"。在辨证选方的基础上，如果加用具有交通心肾功效的药对或药物，疗效则更为显著。

（韩 晶）

从"治风先治血"谈冠心病心绞痛的治疗

冠心病是严重危害人类健康的多发病，属于中医"胸痹""心痛"等范畴。冠心病心绞痛的发生与外邪侵袭、膏粱厚味、七情内伤、年老久病等因素均有关系，其病位在心，病机多为虚实夹杂，其中虚有气血阴阳不足，实则血瘀、痰阻、寒凝、气滞等。吉教授总结中医"风病"学说，探讨"治风先治血"对于冠心病心绞痛的指导意义，以期进一步丰富风病学说及冠心病辨证内涵，为中医药防治冠心病心绞痛提供新的有效思路和方法。

一、冠心病心绞痛属"内风"范畴

风，是一种自然现象，在中国古代传统文化中，运用取类比象的方法，将风的概念引入诸多领域，如音律、易数、中医等。何为风？许慎在《说文解字》中释"风"曰："风，八风也……从虫，风声。"之后，历代注《说文解字》者，释风为"八方之风"，即自然界大气之流动。正常之风，乃冲和之气的正常流动，而风邪则是气的异常变化运动。在《黄帝内经》中，指出了自然界流动之气发生乖张变化则为风邪，多指外风，即六淫之风邪。如《灵枢·九宫八风》曰"因视风所从来而占之。风从其所居之乡来，为实风，主生，长养万物。从其冲后来，为虚风，伤人者也，主杀，主害者"，确立了外风致病的理论。之后的历代医家在《内经》的基础上，总结自己的实践经验不断发展着风邪致病的理论，风证理论亦经历了从外风到内风，由浅入深，从认识、发展到完善的过程。

"内风"，又称"风气内动"，是中医学特有的概念，临床上凡出现动摇、眩晕、震颤、抽搐等症状者，即可概括为"风气内动"。多见于现代医学中的脑血管意外后遗症、脑动脉硬化症、脊髓小脑变性症、小脑萎缩、癫痫病、帕金森病、脑外伤后遗症等多种疾病的过程中。《素问·至真要大论》云"诸暴强直，皆属于风""诸风掉眩，皆属于肝"，即指明动摇、眩晕、抽搐、震颤等病理表现，与风邪为病同类，亦与肝相关。首载"内风"之论者为《备急千金要方·风眩第四》"痰热相感而动风"；金·刘完素倡导"火热论"，开后世"热极生风"之先河；李杲则认为内风是由于元气不足，正气自虚所成；元·朱震亨提出了"痰热生风"的病机理论，明·缪希雍重点阐发刘河间、朱震亨之说，对内虚暗风大有发明，认为"内虚暗风确系阴阳两虚，而阴虚者为多，与外来风邪迥别"；清·叶桂总结前人经验，提出了"阳化内风"学说，指出肝风内动"非外来之邪"，乃"身中阳气之变动"。在中医基础理论中，"风气内动"的病机大多概括为"肝阳化风""热极生风""阴虚生风""血虚生风"。现代有学者提出"瘀血生风""脾虚生风"等学说。

风病是指内、外风邪侵袭机体引起的多种疾病的总称。历代医家多有论述，可以概括为两个方面的内容：其一，风病系指外来风邪侵入人体后，由于邪中部位、诱因及机体素质差异等引起的多种病症的概称。其二，系指脏腑阴阳气血津液功能失调而产生类似风邪致病的病证。

冠心病心绞痛多表现为胸闷、胸痛，呈阵发性、反复发作的特点，发作时疼痛或在心前区，或放射至左肩部、后背部等，且心电图 ST-T 亦呈现"易变性"。因而，具有风邪"善行而数变"的基本特征，可归属于中医学"风病"的范畴。我们认为心绞痛属内伤疾病，虽然"外风"可以诱发该病，但是其核心病因病机是机体内部失调，所以当属"内风"。既往研究中，风药对改善心绞痛症状具有临床意义，我们认为可能与风药具有升、散、行、透、动等多种特性，有一定活血化瘀的作用有关。"

二、"治风先治血"源流

"治风先治血，血行风自灭"首见于南宋陈自明《妇人大全良方·妇人贼风偏枯方论》中，其论云："贼风偏枯者，是体偏虚受风，风客于半身也……夫偏枯者，其状半身不遂，肌肉枯瘦，骨间疼痛……古人有云：'医风先医血，血行风自灭是也'。治之先宜养血，然后驱风，无不愈者。宜用大八风汤、增损茵芋酒、续断汤。"后来朱丹溪为突出治疗学上的观点，把医字改为治字，遂成"治风先治血，血行风自灭"。明·李中梓在《医宗必读·痹》阐述行痹的治法时说："治行痹者，散风为主，御寒利湿仍不可废。大抵参以补血之剂，盖治风先治血，血行风自灭也。"

现代中医学者多运用"治风先治血"的理论指导各种皮肤病及中风病的治疗。归纳各家之说，"治风先治血，血行风自灭"基本有两种解释，第一种解释是通过调理血，如补血、活血、凉血等方法，使身体上原有的风邪被清除，即风邪随血的正常运行而解除；第二种解释是通过治血达到气血充足，身强力壮，内风不能生，外风不能侵而风自会灭之。"治风先治血"中"风"包括外风及内风。"治风先治血"中"治血"包括：补血、活血、凉血。

三、"治风先治血"在冠心病心绞痛的延伸探讨

心主血脉，瘀血是冠心病心绞痛产生的病理基础，"瘀血不去，新血不生"，瘀血日久必然伴有血虚，因此，运用"治风先治血"具体到心绞痛的治疗，主要是养血、活血两方面。活血、养血则"内风"自息。另外，因为"血不利则为水"，在治血的同时也要兼顾水湿痰饮的治疗。

（一）活血须理气

"血之与气，异名同类"（《灵枢·营卫生会》），气血均是构成人体生命的基本物质，气主煦之，血主濡之，气血相关。气为血之帅，气能生血、行血、摄血，血能养气、载气；血为气之母，血能载气。《素问·调经论》曰："气血不和，百病乃变化而生。"《仁斋直指方》中载："盖气为血帅也，气行则血行，气滞则血滞，气温则血温，气寒则血寒，气有一息不运，则血有一息不行。"故活血须理气，气血同调。

（二）养血须益肾

肝主藏血而肾主藏精，肝主疏泄而肾主封藏，肝为水之子而肾为木之母。有"肝肾同源"或"乙癸同源"（以天干配五行，肝属乙木，肾属癸水）之称。肝藏血，肾藏精，精血皆由水谷之精化生和充养，且能相互资生，故曰同源互化。清·张璐《张氏医通》说："气不耗，归精于肾而为精；精不泄，归精于肝而化清血。"即说肾精化为肝血。而肾受五脏六腑之精而藏之。封藏于肾之精，也需依赖于肝血的滋养而维持充足。肾精肝血，一荣俱荣，一损俱损，休戚相关。病理上肝血不足与肾精亏损多可相互影响，以致出现头昏目眩、耳聋耳鸣、腰膝酸软等肝肾精血两亏之证。

（三）血与水并治

津血同源，《灵枢·痈疽》言"中焦出气如雾，上注溪谷，而渗孙脉，津液和调，变化而赤为血"。《景岳全书》明确指出"血亦水谷之液"，即血和津液都是由水谷精气化生而来的。全身组织中的津液渗于脉中即成为血液的组成部分，而血液渗出脉外，则成为津液。

"血不利则为水"，血瘀日久，可致水湿停聚。水邪阻滞血脉，亦可使

血行不畅，《灵枢·刺节真邪》中云："津液内溢，乃下流于睾，血道不通"。另外水湿停聚日久，蕴为痰浊，而痰瘀阻滞经脉，血行不畅，心脉闭阻，这些皆可发为胸痹。

四、新血府逐瘀汤的研制与应用

根据上述学术思想，导师吉中强教授拟定了新血府逐瘀汤（生地黄、桃仁、红花、赤芍、川芎、当归、牛膝、枳实、生山楂、泽泻、何首乌）作为治疗冠心病心绞痛基本方剂，该方由传统的血府逐瘀汤与我院通脉降脂Ⅰ号方加减化裁而来，并制备成软胶囊。方中以桃仁、红花、生地黄、何首乌活血养阴为君，牛膝、赤芍、当归养血活血为臣，生山楂、泽泻消积利湿为佐，川芎、枳实上达下降为使；综观全方，有活血化瘀、益肾养血、理气渗湿之功效，具有活血而不伤正，补益而不壅滞的特点。

临床应用中，气滞甚者加香附、陈皮；血瘀甚者，配三棱、莪术；对久病、顽症，瘀血日久者，佐用地龙、蜈蚣、全蝎等虫类药，搜剔窜透，破瘀通络；对于气虚明显者，加用黄芪、白术、党参、山药等药物；对于肾虚明显者，合六味地黄丸、右归丸等进行加减化裁；痰湿壅滞者，合用瓜蒌薤白半夏汤豁痰通阳；寒邪内盛，加用桂枝、制附子、细辛等以温经散寒；热扰心神，加用栀子、牡丹皮等以清热凉血化瘀；对瘀而化热之腑实证，加大黄、芒硝通腑泄热；对肝火上炎、肝阳上亢者，加茵陈、生龙骨、生牡蛎散郁热、平肝火。

既往研究发现，新血府逐瘀汤可以明显降低血浆中血管性血友病因子（vWF）、内皮素（ET）、D-二聚体（DD）的含量，有效改善内皮功能及高血压血栓前状态。新血府逐瘀软胶囊能够降低氧化低密度脂蛋白（ox-LDL）、Ⅰ型前胶原羧基端肽（PⅠCP）、Ⅲ型胶原（PCⅢ）、转化生长因子-β1（TGF-β1）浓度及血浆内皮素（ET），升高一氧化氮（NO）水平，具有良好的调整血脂、改善内皮功能、降低心肌胶原含量、有效抑制血管平滑肌细胞增殖以逆转心肌纤维化的作用，对于保护高血压病患者靶器官功能，延缓高血压病的发展进程，改善心肌重构可能有极其重要的意义。

新血府逐瘀软胶囊可以改善冠心病患者血瘀征象，降低外周血 OX40L 及 hs-CRP 水平，提示其可能通过降低炎症反应、稳定动脉粥样硬化斑块来降低心血管事件的发生率。新血府逐瘀软胶囊可以通过改善不稳定型心绞痛（UA）患者血瘀征象及降低氧化型低密度脂蛋（OX-LDL）、hs-CRP 水平的途径，稳定斑块、抑制脂质过氧化、抗血管内皮炎症、改善内皮功能，从而提高对 UA 的疗效。新血府逐瘀软胶囊还可以通过促进缺血心肌的血管新生来实现抗心肌缺血的作用。

（韩　晶）

吉中强教授辨治慢性心力衰竭经验

心力衰竭是大多数心血管疾病的最终结局和最主要的死亡原因，常反复发作。中医学古籍中没有"心力衰竭"的病名，根据其临床表现，临床中多辨病属于"心衰病""心悸""喘证""水肿""虚劳"等范畴。吉中强教授在三十余年的临床实践中，积累了丰富的经验，形成了独具特色的学术思想，擅长中医、中西医结合诊治各种心血管疾病、血栓性疾病等。笔者有幸师从吉中强教授学习，深得启迪，兹采撷其治疗慢性心力衰竭经验以飨读者。

一、心力衰竭病因病机认识

现代名老中医大都认同心衰属本虚标实，本虚以气虚、阳虚、气阴两虚为主，标实以瘀血、水饮、痰浊居多。吉中强教授认为除此之外，慢性心衰在长期气虚的基础上，由于人体阴阳气血关系及脏腑间的生克乘侮关系，心阳不足，日久肾阳虚衰，水湿泛滥、瘀血内阻，属本虚标实，标本常互为因果，反复迁延不愈，加重病情。临床以气虚下陷血瘀水停、肾虚血瘀水停多见。

（一）气虚下陷血瘀水停

吉中强教授认为，本病多因先天不足、后天外邪侵袭；或心病日久不复，迁延日久，脏腑功能受损而致。吉中强教授临床非常重视人体气的作用，认为中医的"气"，就是人体的正常生理功能。心的生理功能为主血脉，为君主之官，能推动血液运行周身，以温养四肢百骸，全身的血脉均统属于心，心功能的实现全赖心气、心阳。若心气不足，推动无力，全身失养，不能助肺以行呼吸，则见乏力、呼吸气短、胸中满闷，动则加重，气虚日久无力升举、升发，而出现气虚虚极下陷的临床表现。"夫大气者，内气也。呼吸之气，外气也。人觉有呼吸之外气与内气不相接续者，即大气虚而欲陷……"吉中强教授长期从事中医活血化瘀临床研究，受张锡纯大气下陷理论启发，大气为胸中心肺之气，气虚无力行血则血瘀，气陷为气虚之甚，血瘀益甚；认为心衰不离血瘀。而现代医学认为心衰时伴有肺循环淤血，以及周围循环的淤血，就是对血瘀证的最好证明。气虚下陷血瘀，瘀血内阻，"血不利则为水"则可出现胸闷、气短、水肿、咳唾涎沫等证。

（二）肾虚血瘀水停

心病日久累及于肾，肾气虚日久损及肾阳，导致心肾阳虚。命门火衰，失于温煦，则见畏寒肢冷，腰酸背冷，肾阳衰惫，气化无权，水湿内停，则见水肿；水饮凌心射肺，则心悸喘促；肾阳是人体诸阳之根，阳气虚损，寒自内生，寒凝血瘀。《素问·调经论》曰："血气者，喜温而恶寒。寒则泣不能流。"心肾阳虚，瘀血内停，则见胸中隐痛，胁下痞块，颈部及舌下青筋显露，唇舌紫黯，脉沉等。肾虚血瘀，瘀血内阻，进一步加重，则可因为"血不利则为水"，而加重水湿停聚。

二、临床证治方药

根据不同辨证分型，急性发作期与缓解期区别施治，对发作期以活血利水为主，兼顾治本，而在缓解期则更注重治本，兼顾血瘀。重视心衰的早期治疗，预防心衰发作，充分体现了中医的治未病思想。

（一）气虚下陷血瘀

症见心悸气短，疲倦乏力，多汗，唇甲青紫，下肢浮肿。面色晦暗，头晕，咳吐泡沫痰，尿少腹胀，纳差便溏。舌质紫黯，或有瘀点、瘀斑，苔白滑；双寸沉，脉涩、沉或细促或结代。治法：升阳举陷，活血利水。方药：三参汤合用苓桂术甘汤加减。药物：人参9g（另兑），黄芪30g，柴胡9g，桔梗9g，葛根6g，升麻6g，丹参9g，三七3g（冲），知母12g，茯苓30g，桂枝9g，白术9g，炙甘草6g。其中人参、黄芪、柴胡、桔梗、葛根、升麻补气健脾，升阳举陷，知母清热，以其凉润以济人参、黄芪之性温，丹参、三七活血化瘀，苓桂术甘汤化饮利水。三参汤是吉中强教授根据气陷血瘀的病机制定的，由张锡纯的升陷汤加人参、三七粉、丹参组成，故名"三参汤"。方中专用人参大补元气，吉中强教授认为补益心气人参之功最强，非党参所能替代；三七粉活血化瘀，祛瘀生新，具有止血不留瘀，行血不伤新的优点，《本草纲目拾遗》记载："人参补气第一，三七补血第一，味同而功亦等，故称人参、三七为中药之最珍贵者"；丹参活血养血，共奏益气升阳、活血化瘀之功。缓解期没有水肿者单用三参汤预防心衰发作。血瘀严重者，可合用血府逐瘀汤加减，加强活血作用。

（二）肾虚血瘀水停

症见心悸气短，胸闷、喘不得卧，动则尤甚，汗出，颜面青紫，形寒肢冷，无尿或少尿，下肢浮肿，舌淡胖，苔白滑或无苔，脉象弦滑或沉细而滑，双尺沉。治法：温肾健脾、活血利水，方药：生脉饮合真武汤加减。方药：炮附子6g（先煎半小时），人参9g（另兑），黄芪30g，麦冬30g，五味子15g，茯苓30g，白术9g，桂枝9g，益母草15g，泽兰18g，桃仁9g，炙甘草6g。其中炮附子、人参、黄芪温阳大补元气；茯苓、桂枝、白术、炙甘草健脾利水，温阳化饮；益母草、泽兰、桃仁活血利水；麦冬、五味子养阴补肾，防止利水伤阴。缓解期给予补肾活血汤加减，药用炮附子6g（先煎半小时），肉桂6g，人参9g（另兑），麦冬30g，五味子15g，山萸肉15g，茯苓18g，泽兰15g，桃仁6g，三七粉3g（冲）等药加减。其中炮附子、肉桂、山萸肉补肾；人参、麦冬、五味子益气养阴，茯苓、泽兰、桃仁、三七粉活血利水，预防心衰发作。

三、典型病例

患者，女，45岁，2014年11月19日初诊。3年前开始无明显诱因出现周身乏力，伴胸闷，憋气，服用美托洛尔（倍他乐克）等药物治疗。症见周身乏力，胸闷憋气，偶有心慌，无咳嗽、咳痰，纳眠可，大便溏，小便调。唇舌紫黯，有齿痕，苔薄白，脉沉无力。辅助检查：2014年8月5日心脏彩超：左室射血分数（LVEF）35%，左室54 mm，扩张型心肌病；心电图：完全性左束支传导阻滞，ST改变。中医诊断：心衰病，气陷血瘀；西医诊断：扩张型心肌病。治以益气养阴，升阳活血。方以三参汤加味，处方如下：人参9 g，黄芪30 g，知母15 g，升麻9 g，柴胡9 g，桔梗9 g，当归15 g，三七粉3 g（冲），丹参15 g，桃仁9 g，红花9 g，川芎9 g，山楂9 g，川牛膝15 g，甘草6 g，7剂，日1剂，水煎2次合药液400 mL，早晚分两次饭后温服。

2014年11月26日复诊，乏力减轻，偶有胸闷憋气，纳眠可，大便溏，舌质黯，有齿痕，苔薄白，脉沉。服用14剂。2014年12月12日复诊，患者症状明显改善，体力、运动耐力明显提高，大便成形，舌质黯红，有齿痕，苔薄白，脉沉较前有力。复查心脏彩超：LVEF 45%。

四、讨论

扩张型心肌病患者出现全身乏力等症时往往多有气虚之症，且因心功能的异常，症状较重，主要表现为胸闷，憋气，甚者气短不足以息，或努力呼吸，有似乎喘，或气息将停。患者以全身乏力为主证，属于中医"心衰病"范畴，病机以气陷血瘀为主，此患者久病，瘀血较重，故采用三参汤合血府逐瘀汤加减。方中用人参、黄芪大补元气，益肺强心复脉；柴胡、升麻、桔梗升提气机，血瘀者加入当归、三七粉、桃仁、红花、川芎、丹参、山楂、川牛膝益气养血，活血通络。慢性心衰患者往往合并胃肠道瘀血，消化功能低下，所以在遣方用药时往往注意兼顾脾胃，加入山楂消食化瘀。临床如遇胃脘痞满、大便秘结者，加重补气之力，常获良效，此即取"塞因塞用"之治。

吉中强教授认为慢性心力衰竭的主要病机为气陷血瘀水停、肾虚血瘀水停。由于心气虚衰，心阳亦虚衰，由虚致实，可以产生瘀血、痰饮、水湿等病理产物，同时这些病理产物又作为新的病因在心力衰竭的发生发展中相互影响，最终导致心阴阳气血俱虚，出现心功能恶化。根据中医气血的关系，气虚可以导致血瘀，气陷为气虚之甚，故气陷则血瘀亦甚，气血不利，发为水湿、痰、饮，临证常虚实夹杂。治疗尤须辨证审因求机，根据病机确定治法，或急则治标，或缓则治本，或标本兼治，灵活运用于疾病过程，动态观察病机演变，调整治则，以期达到"阴平阳秘"，体现了中医的恒动观、整体观。尤其重视慢性心衰的预防，应用三参汤加减预防气虚、气陷型心衰，明显提高了患者的生存期及生活质量，减少了心衰再入院率。

（纪文岩）

从大气下陷论治慢性心力衰竭

一、气虚血瘀是慢性心力衰竭的重要病机

"心衰"在中医学中多属于"心悸""水肿"等范畴，临床上多表现为胸闷、气短、心悸、咳嗽、咳痰，面色晦暗、口唇青紫、胸胁满闷、水肿等；病位主要在心，病机多为气血阴阳及各脏腑亏虚伴有痰浊、水饮、瘀血等；如《张氏医通》"支饮留结，气塞胸中，以其气壅则液聚"。吉中强教授认为气虚血瘀是贯穿于慢性心力衰竭发生发展的全过程的重要病机，病位主要在心肺。气虚是广义的，不仅包括五脏气虚，还包括大气的亏虚。张锡纯指出："肺司呼吸，人所共知也，而谓肺之所以能呼吸者，实赖胸中大气。"大气积于胸中，鼓动肺脏使之呼吸，实为肺脏呼吸的原动力。同时大气贯行于心脉，促使心脏搏动，而人的五脏六腑的生理功能均依赖于气机升降出入的正常运行。故气虚导致肺司呼吸动力不足，而出现呼吸困难，同时气虚致使心脏的搏动缺乏动力，血液运行失调，从而出现心悸、头晕目眩、体虚乏力，气虚使五脏六腑气血升降失常，出现胸胁

满闷、肢体水肿等临床症状。《血证论》中有"气为血之帅""血为气之母"的论述。气血在生理上的同源相生性决定了气血在病理状态下极易相互为患。气虚导致血瘀，血瘀又进而引起水停心下，从而引发了心悸、胸闷、喘咳、水肿、舌质紫暗等一系列证候。慢性心力衰竭病位多位于心肺。心肺居上焦，心脉起于心，上肺，故心病损于肺，肺病亦损于心。肺为娇脏，最易受邪，外邪入肺，损伤肺脏，肺失宣发，水液内停，心脉不畅，心脏受损。心脏衰弱，血行不畅，瘀血内结，肺失滋养，则喘息不得平卧。由此可见，慢性心力衰竭最主要的病机是气虚血瘀，与心肺相关。

二、益气活血是慢性心力衰竭主要的治法

慢性心力衰竭主要的病理特点为本虚标实，病及心肺。故吉中强教授认为益气活血法应贯穿于治疗慢性心力衰竭的全过程。在临证过程中应注意标本兼顾，根据标本的缓急，用药应有所侧重，并注意在治病过程中，气血之间的关系。王会仍指出：舌下瘀筋越重，肺功能损害及动脉血氧分压下降的程度也越明显，说明肺气虚及血瘀两者具有高度的相关性。气虚失其鼓舞和推动作用，血运无力，从而出现瘀血症状。同时气的充盛离不开血液的濡养；瘀血阻滞，气失其濡养而出现气短不足以息等症状。吉中强教授认为慢性心力衰竭的病理基础为气虚，故选用补气之品，气旺则血行，不仅改善了呼吸功能，亦改善了瘀血症状。而慢性心力衰竭的全过程均可以见到不同程度的瘀血表现，瘀是慢性心力衰竭的主要病理产物，同时又是加重慢性心力衰竭的重要致病因素，因此活血化瘀为治疗慢性心力衰竭不可缺少的环节，瘀血去，气血行，则心衰胸闷憋气、口唇青紫等一系列的临床症状均会得到改善。吉教授强调活血化瘀法的应用不只是单纯的见瘀治瘀，应在辨明病势之轻重缓急，证型的虚实寒热的基础上进行。益气与活血二者相互为用，以补为主，以通为用，通补兼施。配合四诊的应用，辨证论治，治病求其本。

三、三参汤辨治慢性心力衰竭

（一）三参汤来源

吉中强教授根据多年临床用药经验自拟方三参汤，系升陷汤化裁而来。升陷汤出自《医学衷中参西录》，由近代著名医家张锡纯所创，原用于治疗胸中大气下陷，气短不足以息患者。张氏在"宗气"的基础上创立"胸中大气"理论，他指出："大气者，原以元气为根本，以水谷之气为养料，以胸中之地为宅窟也。"原方应用生箭芪六钱，桔梗五钱，知母三钱，升麻一钱，柴胡五钱，气分虚极下陷，酌加人参数钱，或再加山萸肉数钱，收敛耗散气分。若大气下陷过甚，至少腹下坠，或更作疼，宜将升麻用一钱半或二钱，加强升提之力。全方主治大气虚陷之症。方中以黄芪为主药，用于升阳举陷，知母性凉，制约黄芪内热之弊，柴胡为少阳之药，升麻为阳明之药，二者共同升举大陷之气，桔梗为舟楫之药，载药上达胸中；而气虚严重者加人参以大补元气，增强补气之功。诸药合用，使下陷之气得以上升，心脉气血得以运行。

（二）三参汤的药物组成及应用

吉中强教授自拟方三参汤推广应用于临床，对于治疗临床慢性心力衰竭患者取得了良好的效果。吉教授认为，治病之用药精当是关键，药味过多或药量过大会增加脾胃负担，不利于达到治疗效果。故全方选用黄芪30 g，人参9 g，柴胡9 g，升麻6 g，桔梗9 g，知母15 g，丹参15 g，三七粉3 g。方中选用黄芪、人参为主药，黄芪善补气又善升气，人参大补元气，补脾肺之气，二药共同作用，取得良好的补气效果，以知母制约人参、黄芪温热之弊。柴胡、升麻升阳举陷，同时柴胡还有疏肝理气的作用，气机条畅，血运通畅，防止瘀血产生；在益气的基础上，本方又创新性地选用丹参活血凉血、祛瘀止痛，用以改善瘀血状态，同时与知母合用加强对黄芪、人参温热之性的制约作用，予三七粉3 g冲于药中顿服，更好地起到活血化瘀的作用，同时三七粉还具有人参样补养全身气血的作用。诸药合用，气虚得补，瘀血得去。近代药理学实验研究还证实了黄芪还具有益肺强心复脉的作用,其主要作用于 Na⁺K⁺ATP 酶,可改善心脏收缩功能,保护线粒体和溶酶体膜,从而保护心脏功能,降低肺动脉高压,降低血液黏滞度,改善微循环,提高免疫功能。近代实验还发现人参皂苷是人参的主要活性成分,并证实了人参皂苷 Rb1 有降低左室收缩压、左室舒张压、左室内压最大升降速率的作用。故三参汤无论从组方配伍还是现代学药理实验上均体现出吉中强教授处方灵活,药味精当的特点,亦很好地改善了患者的临床症状。

四、病案举例

田某,男,75 岁,2011 年初诊,患者于 3 年前无明显诱因出现胸闷、憋气,休息后无明显缓解,夜间不能平卧,无明显胸痛,伴有咳嗽、咳白色泡沫样痰于当地医院就诊,听诊肺部湿啰音,查心脏彩超示:EF 值:47%,左室舒张功能降低,二尖瓣反流;查心电图示:心房纤颤、多导联 ST－T 改变;查 BNP 15 200 pg/mL,诊为慢性心力衰竭、心功能Ⅲ级,予以强心、扩血管等对症治疗后,症状好转出院。出院后患者胸闷、憋气反复发作,来我门诊。患者既往有冠心病、阵发性房颤病史 20 余年。现症见患者体虚乏力,胸闷憋气,伴有咳嗽、咳痰,胸胁胀满,偶有头晕、心悸,双下肢水肿,纳可,眠差,二便调,舌质黯,苔薄白,脉弦细。证属气虚血瘀。处方予三参汤:黄芪 30 g,人参 9 g,柴胡 9 g,升麻 6 g,桔梗 9 g,知母 15 g,丹参 15 g,三七粉 3 g。7 剂,水煎,日 1 剂。二诊时,患者胸闷憋气减轻,体力改善,咳嗽减轻,患者因过食甜腻之品觉胃灼热、反酸,偶有恶心,纳差、大便溏稀。上方加半夏 9 g,海螵蛸 15 g,炒谷芽 9 g,炒麦芽 9 g,继服 7 剂。三诊患者胸闷憋气明显减轻,活动耐量明显增加,胃脘不适愈,继服三参汤 7 剂。此后,根据患者症状,三参汤方剂加减服用近 4 个月,患者诉无明显胸闷、憋气,体力可,无明显咳嗽咳痰,夜间可平卧,双下肢无明显水肿,纳眠及二便正常。听诊肺部未闻及明显干湿啰音,复查 BNP 1 300 pg/mL,查心电图:窦性心律、心电图大致正常。

按:患者年高体衰,气虚明显,故出现乏力,胸闷憋气。肺气虚,失其通调水道的作用，津液聚而生痰，从而出现咳嗽、咳痰等症状；气能行血，气虚血液运行无力，故出现胸胁胀满、头晕、心悸、舌质黯等瘀血症状，患者证属气虚血瘀，故治疗方法上选用益气活血法，主方选用三参汤。全方用黄芪、人参大补元气，知母制约黄芪、人参之热性，予柴胡、升麻升阳举陷兼以调畅气机，予丹参、三七粉活血化瘀兼以养血保健，同时三七粉还可降低心肌耗氧量，降低动脉压，桔梗引大气于胸中。经治疗后患者症状减轻。二诊时患者出现有胃气上逆，加用半夏降逆止呕，海螵蛸抑制胃酸分泌，炒谷芽和炒麦芽健脾消食，顾护脾胃，脾胃得运，津液得布，气机通畅，使药物更好地发挥作用。而三诊时患者胃气上逆解决后，抓住气虚血瘀这一主要矛盾，用药精当，以最小的药物用量达到最好的治疗效果。

总之，吉教授治疗心衰病重视益气活血，又兼顾顾护脾胃，通过大量临床经验总结出精当处方，通过辨证加入活血药，一药多用，在治疗心衰病中起到事半功倍的作用。

（张钟蔚，张雅文）

吉中强教授治疗不寐的临床经验

不寐，或称失眠，在古籍中称为"不得眠""目不瞑"或"不得卧"，是以经常不能获得正常睡眠为特征的一类病症，主要表现为睡眠时间、深度的不足，轻者入睡困难，或寐而不酣，或时寐时醒，或醒后不能再寐，重则彻夜不寐。不寐的概念与现代医学之失眠基本一致，亦即患者对睡眠时间或质量不满足并影响白天社会功能的一种主观体验。

从病位分析，五脏皆与不寐有关，吉中强教授认为其主要病位在心、肝，与脾、肾相关。心主血，藏神，若劳心过度，耗伤心血，或崩漏、术后失血，或生化不足，均可导致阴亏血少、无以奉养心神而不寐。肝藏血、藏魂，肝的阴血不足，会导致魂无所附，可致不寐；肝阴不足会导致肝阳上亢，扰动心神而不寐；肝主疏泄，忧虑、抑郁可使肝失条达，久则气郁化火，扰动心神而致不寐。肾主水，若先天肾精不足，或劳乏过度，或久病伤肾，会使肾阴亏损，肾水不足上济于心，心火独亢于上而致不寐。脾为气血生化之源，若脾失健运，可致气血不足、心失所养而不寐。临床上，不寐多见于老年人、妇女、长期精神紧张及情志不畅者。《灵枢·营卫生会》云："老者之气血衰，其肌肉枯，气道涩，五脏之气相搏，其营气衰少而卫气内伐，昼不精，夜不寐。"可见老年人阴血不足是引起不寐的主要原因。围绝经期的妇女，"肾气衰、天癸竭"，肝肾亏虚，可致心失所养及虚火上扰，引起虚烦不得眠。长期受到紧张、焦虑、抑郁等不良情绪困扰的人，肝气不舒、阴血耗伤，可引起肝郁气滞、脾失健运、阴血亏耗、虚热内生等病理变化导致不寐。基于上述原因，吉教授认为不寐一病常常虚实夹杂，但心肝两脏的阴血不足是不寐的主要病机，在此基础上可兼见阴虚火旺、肝火扰心（上炎、炽盛）、肝肾亏虚、心脾两虚等证，治疗上特别注重心肝两脏之阴血，以补血养心、养血柔肝为主法，对证兼予清热除烦、疏肝解郁、滋补肝肾、健脾益气等，清热方面不用苦寒直折的药物，而多用百合、知母、生地黄等清润之品，寓清于补、清心除烦而不伤正。吉教授治疗不寐的常用方剂有酸枣仁汤、逍遥散、甘麦大枣汤、百合知母（地黄）汤等，临证灵活运用，加减化裁，每每取得满意的疗效。病案举例如下。

病案 1

患者，女性，42 岁。初诊：2014 年 2 月 12 日。患者长期工作劳累，休息不足，久之烦躁易怒，焦虑，耳鸣，入睡困难，寐而易醒，口干，纳少，二便调，舌质红，苔薄黄，脉弦细。证属心血不足，肝郁火旺，兼有肾虚。治宜养血安神，疏肝清热，滋补肝肾，以酸枣仁汤合丹栀逍遥散加减。酸枣仁 15 g，茯苓 15 g，知母 12 g，川芎 15 g，炒栀子 6 g，柴胡 6 g，白芍 12 g，当归 10 g，生地 15 g，山萸肉 12 g，煅磁石 30 g，百合 15 g，合欢皮 15 g，首乌藤 30 g，远志 6 g，甘草 6 g。每日 1 剂，早晚分服，并嘱患者注意作息时间要规律，保持心理平衡。7 剂后夜寐转安，余症均有减轻，继以前法调治，又 21 剂后夜寐基本正常，诸症和解。方中酸枣仁汤养血安神，逍遥散疏肝解郁、养血健脾，知母、百合、生地黄、栀子清热除烦，山萸肉滋补肝肾，磁石安神潜阳、聪耳明目，首乌藤、远志、合欢皮养心安神,甘草调和诸药。遣方用药从心、肝两脏入手,养血、养阴为重,佐以疏肝、清热、补肾。

病案2

患者,男性,83岁。初诊:2013年9月11日。因其配偶于2个月前突然辞世,患者心理上难以接受,常常悲伤、自责、思虑,出现夜不能寐,心烦,时而烦躁易怒,时而悲伤欲哭,自汗、盗汗、口干、纳差,大便干结,小便短赤,舌质紫红,苔黄,脉弦滑。吉教授考虑患者以阴虚火旺为主,兼有痰热,投之以当归六黄汤加减,滋阴泻火、清热安神,佐以化痰宽胸。生黄芪30 g,生地12 g,熟地12 g,当归10 g,黄芩10 g,黄连6 g,黄柏10 g,酸枣仁15 g,浮小麦30 g,瓜蒌15 g,薤白10 g,焦山楂10 g,焦麦芽10 g,焦神曲10 g,茯苓15 g,川芎15 g,知母12 g。除中药口服外,吉教授还给予患者心理疏导,鼓励患者多与外界交流、培养兴趣爱好、适当进行户外活动,并嘱患者家属多与之交谈,给予安慰,不可令患者长期独居独处。服用10剂后心烦不寐、自汗、胸闷症状均明显减轻,大便通畅,渐思饮食,后上方稍做加减又服10剂,诸症基本缓解。此方中生地黄、熟地黄、当归、酸枣仁养血补阴为主;黄芩、黄连、黄柏量少,合知母使虚火得降、阴血安宁,黄芪固已虚之表、安未定之阴,瓜蒌、薤白化痰宽胸,浮小麦合黄芪固表敛汗,茯苓宁心安神、健脾化痰,焦三仙健脾开胃助运,诸药合用可使肝血足、烦热清、心神定、胸阳展、脾胃和。

病案3

患者,女性,34岁。初诊:2013年3月27日。患者入睡困难,少寐,稍活动或不活动即可感到胸闷气短,乏力,无胸痛,纳少,二便调,舌质淡红,舌苔白厚,脉细。曾于外院查心电图等无明显异常,服用治疗冠心病的药物无明显疗效。仔细询问既往史、经带胎产史等,发现患者1年前流产后曾恼怒生气,此后出现胸闷气短,月经量少。吉教授认为患者证属肝郁气滞、肝血亏虚,治宜疏肝解郁、补血和血,酌加安神药物,以逍遥散合四物汤加减。柴胡10 g,白芍12 g,茯苓15 g,当归10 g,生地黄12 g,川芎15 g,郁金12 g,香附10 g,百合15 g,知母12 g,酸枣仁15 g,合欢皮15 g,首乌藤30 g,生姜3片。每日1剂,早晚分服,并嘱患者注意饮食调养，虽需避免劳累，但可适当进行散步、慢跑等体育活动，天气和暖时可去室外郊游、踏青散心。4月6日二诊：夜寐转安，胸闷气短有所减轻，吉教授考虑患者目前胸闷气短为主，舌淡、苔白厚，目前以痰气中阻为主要病机，易方瓜蒌薤白半夏汤合茯苓杏仁甘草汤化痰宽胸、行气解郁，酌加疏肝理气、养血安神之品。瓜蒌15 g，薤白12 g，半夏9 g，茯苓15 g，杏仁10 g，甘草6 g，郁金12 g，柴胡10 g，当归10 g，白芍12 g，枳壳10 g，远志6 g，酸枣仁15 g，川芎12 g。4月13日三诊：患者胸闷气短明显减轻，夜寐安，感咽部不适，如有物吐之不出、咽之不下，喜长舒气，舌质红，苔薄白，脉细，唯大便稀，每日2~3次。痰湿已去大半，此次以逍遥散合半夏厚朴汤加减、疏肝解郁、健脾化痰、理气散结。柴胡10 g，当归10 g，白芍10 g，茯苓15 g，炒白术12 g，党参15 g，陈皮10 g，香附10 g，郁金12 g，紫苏梗10 g，厚朴10 g，法半夏9 g，生甘草6 g，生姜3片。服用10剂后诸证和解，体力如常人。《血证论·卧寐》曰："肝病不寐者，肝藏魂，人寤则魂游于目，寐则魂返于肝，若阳浮于外，魂不入肝，则不寐。"肝脏与不寐的关系密切、肝郁气滞、肝血亏虚、肝阴不足兼肝火上炎、肝阳上亢均可致不寐。肝郁气滞，肝木乘脾土，可影响脾胃的运化，致脾气虚、痰湿内生。此病例患者流产、生气后肝郁血虚脾弱，并有痰气郁结，吉教授分别以疏肝解郁、补血和血、化痰宽胸、理气散结、健脾、安神为法，辨证准确，标本兼治，故药味不多、药量不大却收到满意疗效。

（聂颖颖）

从热毒痰瘀互结论治中风病先兆证

中风病的防治是当今医学界的重点攻关课题。中风病发生之前常存在前期征兆即中风病先兆证，它预示着中风病发生的高度危险性，因此对中风病先兆证的深入研究便成为防治中风的重要环节。

中风先兆之记载，最早见于《素问·调经论》，其将中风先兆称为"微风"，指出"气血未并，五脏安定，肌肉蠕动，命曰微风"。刘河间首次提出"中风先兆"之名，曰"中风者，俱有先兆之证"。就对病机的认识而言，中风先兆证与中风病基本保持同步。现代医家比较统一地认为，中风病发病绝非偶然，而是有一个病理形成和演变的过程，在各种诱因的作用下，这个病理过程可以突然加速，产生从量变到质变的飞跃。中风病先兆证与中风病有着相同的病因病机，脏腑、气血、阴阳失调，风、火、痰、瘀相互为患，是其发病的共同病理基础。然而孰为中风先兆发病过程的关键环节，诸说莫衷一是。

近年来，"毒邪致中风"理论在中风发病中越来越受到重视，如邵念方教授提出"中风病热毒论"，"从热毒论治中风病先兆证"。王永炎院士提出了"毒损脑络"学说，并指出"瘀毒、热毒、痰毒等，可破坏形体，损伤脑络"。我们总结分析古今关于中风病先兆证的论述，发病、病理过程的现代生物学机制研究结果，结合临床观察，认为热毒痰瘀互结，脑络受损是中风病先兆证的主要病机，热毒痰瘀互结型普遍常见，治疗上应以清热解毒、化痰祛瘀通络为主要治疗大法。

一、热毒的中医学内涵

在医学中对毒的认识主要有三个方面：其一，泛指药物或药物的毒性和偏性，《素问·脏气法时论》云"毒药攻邪，五谷为养，五果为助"。其二，指病证，如脏毒、丹毒、胎毒、疔毒、梅毒等。其三，指病因，包括能够对机体产生毒害作用的各种致病物质。从病因来分，有外来之毒及内生之毒，外毒是指存于自然界，从外侵袭人体的一类毒邪，如六淫之邪、疠气、食物毒、虫兽毒等。内生之毒源于体内，其来源主要有三个方面：一是机体在代谢过程中产生的各种代谢废物，是机体排毒系统功能紊乱时存留体内危害人体健康的主要因素；二是指那些本为人体正常所需的生理物质，由于代谢障碍超出其生理需要量也可转化为致病物质而形成毒；三是本为生理性物质，由于改变了它所存在的部位也成为一种毒。中医学素有"邪盛谓之毒"的观点，如《金匮要略心典》云"毒，邪气蕴结不解之谓"。我们认为，一般有害于机体的致病因素可称之为"邪"，而邪之盛者或邪积不解者则为"毒邪"。

古代文献中的"热毒"多与外来之邪毒有关。《诸病源候论》云"此由风气相搏，变成热毒""风湿热毒，深入阳明营分，最为危候"均指外来之邪毒。现代医家多将内生热毒看作多种疾病的致病因素，肖森茂等认为"内之邪毒指由内透发之热毒，主要由脏腑功能紊乱、阴阳气血失调，造成偏盛或郁结不解而生毒，如五志化火盛而成毒即火毒"。本文所讨论之热毒系指因脏腑功能紊乱和气血运行失常，使机体内的生理和病理产物不能及时排出，蕴积于体内而化生的可犯脑损络的一类致病因素，因其引起的临床病症多呈一派火热之征，故以热毒名之，属内生之邪毒的范畴。

二、热毒、痰浊、瘀血之间的关系

痰瘀可以互生，痰瘀同病极为常见。生理上，津液与血同源于水谷精微，同属于阴精，是维持人体生命活动的重要物质，可相互资生。如《灵枢·营卫生会》云"营气者，泌其津液，注之于脉，化以为血"，《灵枢·痈疽》曰"津液和调，变化而赤为血"，张志聪云"盖水谷入胃，其津液随三焦出气以温肌肉，充皮肤，复渗于孙络，于孙络之血和会，变化而赤为血"，指出了津可化血；王纶《明医杂著》"津液者，血之余"，指出血可化津。由此可看出，津血同源，络脉是津血互化的场所，即津和血通过络脉互渗互化，血渗脉外而为津，津还脉中而为血。津血在生理上的这种密切关系，必然导致两者在病理上相互影响。现代名医关幼波教授明确指出："气属阳，痰与血同属阴，易于胶结凝固，气血流畅则津液并行，无痰以生，气滞和气虚均可导致痰和瘀内生，出现痰瘀同病的病理现象。"津凝为痰，血滞成瘀，一旦有瘀血和痰浊，必然导致津血互化互渗的功能受阻，造成痰瘀互结于络脉。痰瘀一旦形成，互为因果，相互影响，瘀血停积，阻滞脉道，影响津液输布，聚为痰浊；而痰凝不散也可继发血瘀病证，最终导致痰瘀同生的恶性循环。

痰瘀内停又可郁而化火，促成热毒。痰瘀交阻，相互搏结，气血运行受阻，日久不解，郁而生热化火；此即"湿土生痰，痰生热""血脉不行，转而为热"之谓。火热、痰瘀胶结，伏于体内，若不能及时、不断地清除于体外，日久弥重，蕴积不解，即可成毒，正如尤在泾在《金匮要略心典》中所言："毒，邪气蕴蓄不解之谓。"所形成的毒邪，既具火热之性，兼寓痰瘀之形，所引起的中风病临床表现多呈一派火热之象，故称其为热毒。

热毒既生，可炼津成痰，煎血为瘀，正如缪仲淳所言："内热弥甚，煎熬津液，凝结成痰。"王清任亦言："血受热则煎熬成块。"

三、热毒痰瘀互结是中风病先兆证的主要病理基础

痰、瘀与中风有着密切关系。《素问·生气通天论》曰："阳气者，大怒则形气绝，而血菀于上，使人薄厥。"指出了中风与瘀血的关系。《素问·通评虚实论》云："仆击、偏枯……肥贵人则膏粱之疾也。"指出过食膏粱厚味，酿生痰浊，易致中风。《本草新编》明确指出："中风未有不成痰瘀者也。"中风病先兆证的发生与年老体衰、体质阴虚阳盛、性情急躁易怒、烦劳过度、嗜食肥甘厚味、辛辣炙煿等因素密切相关。"肥者令人内热，甘者令人中满"，复因现代人体力劳动减少，脑力劳动增加，思虑过度，致脾胃运化失职，水湿不化，痰浊内生；并致脏腑功能失调，气血运行不畅，痰浊瘀血由此而生。痰瘀交阻，相互搏结，气血运行受阻，日久不解，郁而生热化火；火热炼津为痰，灼血为瘀，如此相互促进，形成恶性循环，火热痰瘀胶结不去，伏于体内，侵于脉络，日久弥重，蕴积不解，终酿热毒。故诸邪积聚，日久成毒，是诸邪日久不解的必然转归，也是正衰积损，无力驱邪排毒的必然趋势。既成热毒，既寓痰瘀之形又具火热之象，热毒痰瘀互结，其性峻烈，变化无常，从而演变为各种中风先兆症状。

四、热毒痰瘀互结，脑络受损是中风病先兆证的主要病机

（一）中风病先兆证病在脑络

历代医家已充分认识到了脑神对机体功能活动的重要影响，如《医宗金鉴》谓之"脑为元神之府，以统全身"，认为脑神具有总统诸神的作

用。王宏翰在《医学原始》中指出："脑颅居百体之首，为五官四司所赖，以摄百肢，为运动知觉之德。"强调了脑神在机体运动调节中的重要作用。近代张锡纯受西方医学理论的启发，在脑与肢体运动的关系上则已明确认识到脑神对运动调节的显著作用，其在《医学衷中参西录》中指出："人之脑髓空者……甚或猝然昏厥，知觉运动俱废，因脑髓之质，原为神经之本源也。"

络脉是经脉气血实施调节与营养作用的场所，因此，其功能必须保持盈满充实、出入自由的状态。各种内外因素影响了络脉气血交替的自由状态，导致瘀滞或虚亏，形成"络病"。络病的基本病理变化，可概括为"络脉瘀阻、络脉绌急、络虚不荣"。

脑络亦即网络交错于头窍的络脉，为气血最盛之所，《灵枢·邪气脏腑病形》："十二经脉，三百六十五络，其血气皆上于面而走空窍。"气血对头窍的温煦、充灌、濡养作用，是通过经脉的转输，终由纵横交错的络脉渗灌作用而实现的。脑络的这种生理功能是维系脑髓神机正常功能状态的基本条件。

近代张锡纯已认识到中风发生皆脑之经络病变所致："至脑贫血者，血注于脑者过少，无以养其脑髓神经，其脑髓神经亦恒至失其所司"。现代医家任继学教授更将中风归结为"瘀塞经络"和"络伤血溢"，这与现代医学对脑血管病的认识基本吻合。

（二）热毒痰瘀互结，损伤脑络，发为中风病先兆证

在中风病先兆期，机体脏腑功能失调，热毒痰浊瘀血互结生风，扰乱清窍，毒邪破坏形体，引起体内之气血逆乱，损伤脑络，痰浊、瘀血阻于络脉，气血渗灌失常，致脑神失养，神机失用而形成中风病先兆证甚至中风。脑络受损后又可以派生"风、热、痰、毒、瘀"等多种病理产物，形成恶性循环，进一步加重疾病。由于毒伤脑络，使得中风病先兆证具有发病急骤，来势凶猛，为害深重的特点。同时因为热毒与痰瘀互结，使得中风病亦具有顽缠难愈的特点。

五、中风病先兆证的治疗

（一）治则治法

基于中风病先兆证的有关病机认识，我们认为中风病先兆证的出现预示着中风病发生的高度危险性，此时热毒渐成，络脉已存在不同程度的受损、痰瘀阻塞的病理状态，因而解毒以祛除损害因素，化痰祛瘀通络以畅通气血的渗灌是治疗中风病先兆证的首要途径。由于热已成毒，以毒为主，但毒源之火热兼而有之，故应选择既善清热，又能解毒的药物。痰瘀既为热毒生成之源，又为热毒之窠穴，痰瘀去，则热毒易清且不易再生，化痰祛瘀通络并用，则络脉不再受损而易复，络脉通则气血畅，神机自复。综上可知，解毒化痰、祛瘀通络是治疗中风病先兆证的基本原则。

（二）治疗方药

基于上述治疗原则，我们拟定解毒定风汤：黄连 12 g，丹参 20 g，胆南星 6 g，夏枯草 20 g，蜈蚣 2 条，川芎 15 g，三七粉（冲）3 g，临床验证取得了良好的效果。

纵观全方，黄连与夏枯草相配，泻心火，清肝火，火热去而热毒清，夏枯草又可疏郁结而养肝血，使邪去而正不伤。胆南星、丹参二药相配，既可助君药以解热毒，又可化痰活血通络，痰瘀去则热毒孤，易为解毒之品所清。川芎、蜈蚣、三七三药合用，共奏行气活血，化瘀通络之功。气血顺畅，则排毒有力，行而不伤正，补而不滞邪，则瘀阻自去，痉挛自解，受损脑络得以修复。此外，三药性温，可佐制君臣药之寒凉，以防苦寒太过损伤正气。纵观全方，以清热解毒、化痰活血为主，兼以通络行气，既可预防火热向热毒转化，清除已生之毒邪，更绝热毒之源，同时顾护正气，紧扣病机，用药精当，组方严谨。俾热毒清，痰瘀化，脑络通，气血运行复常，从而阻断中风先兆病程进展，达到治疗目的。

（安佰海）

重视脾胃及应用半夏泻心汤心得

脾胃为后天之本，气血生化之源，《素问·灵兰秘典论》曰"脾胃者，仓廪之官，五味出焉"，《灵枢·五味》云"胃者，五脏六腑之海也，水谷皆入于胃，五脏六腑皆禀气于胃"，《素问·玉机真脏论》曰"五脏者，皆禀气于胃；胃者，五脏之本也"。《脾胃论·脾胃盛衰论》中说"百病皆由脾胃衰而生也"，说明脾胃之盛衰与人的生命活动息息相关。《伤寒论》中可见调治脾胃，治疗心病、肺病、肝病和肾病的方证，如腹满腹痛用消补兼施的厚朴生姜半夏甘草人参汤，心脾两虚、心悸而烦用小建中汤，均体现了顾护脾胃的思想。

调理脾胃升降治杂病。吉教授临证时注重调气，擅长理气活血，而他从脾胃的调摄入手治疗多种疾病，也是他重视气的思想的具体体现。脾胃居于中焦，通连上下，是气机升降出入的枢纽，脾胃为斡旋，脾升清气，胃降浊气，可调节肝肾气之上升，心肺气之下降，使水火既济，五脏通和，气血相顺。脾胃功能异常可直接或间接影响心、肺、肝、肾的功能。如《四圣心源》所谓："中气衰，则升降窒，肾水下寒而精病，心火上炎则神病，肝木左郁则血病，肺金右滞则气病"。吉教授重视脾胃升降失常的调治，如在治疗胸痛时，经常见伴有胃脘痞满不适等症，他常选用半夏泻心汤加减治疗而获得良效。半夏泻心汤主治的心下痞证，就是气机升降失常的体现，泻心汤寒热并用、攻补兼施、辛开苦降，调理脾胃，使脾升胃降调和则诸证乃愈。

遣方用药顾护脾胃。吉教授在临床治疗任何疾病都时刻注意顾护脾胃，认为脾胃乃后天之本，不仅是人体营养的源泉，医生给出的方药也通过脾胃来发挥药物的作用，脾胃失健，则药物不能被充分吸收发挥应有的作用，就会降低临床疗效。诊治中如果患者兼见脾胃病，则以调理脾胃为先。寒热错杂常选用泻心汤系列方，脾虚者常选用四君子汤加减。治疗杂病时遣方用药经常加用白术、砂仁、陈皮、山楂等药保护脾胃。治疗血瘀证时有些活血化瘀药应用日久可损伤脾胃，耗损机体正气，临证常佐以党参等药。对脾胃虚弱者，常注意组方时药味少（常少于 8 味药），药量小（多在 3~9 g），减轻脾胃的负担，随脾胃功能的恢复再逐渐增减药物或药量。

半夏泻心汤由半夏、黄芩、黄连、干姜、甘草、人参组成，其辛开苦降，用来治疗寒热互结之痞证。

一、半夏泻心汤的辨证及加减运用

半夏泻心汤及其类方生姜泻心汤、甘草泻心汤主要用以治疗痞（脘腹胀满）、纳差（厌食）、呕吐、下利、嗳气等病症。临床当中吉教授辨证主要抓其主证及病机要点，认为三个泻心汤证的病机主要是胃阳虚损，表邪化热乘虚入内，寒热相搏，热郁不得外透。而半夏泻心汤证主要是兼挟湿浊或寒饮，症见呕吐等症状；生姜泻心汤证是兼有食积停滞，症见食臭，下利等；甘草泻心汤证是兼有郁热扰神，症见心烦不得眠、嗳气等。在加减运用上，吉教授认为方中诸药配伍是辛开苦降、寒热并用、补泄兼施之剂，因此临床当中一定要诸药并用，才能达到仲景之用意，辨证时证候不尽相同，用药亦当有所差别，这种情况吉教授多是调节方中各药的比例，来实现调节寒热等的变化，他认为治疗脾胃病药量及药味不宜偏大，脾胃既病，其受纳及传输等功能亦受影响，药量偏大反会加重脾胃负担，不能达到治病的效果，对于腹胀明显者，他认为可去大枣，大枣性甘，味平，乃滋腻品，原方用大枣是取其补脾益气之功，而用人参及甘草即可达到目的，用大枣反而会加重腹胀，《医学入门》中讲大枣"心下痞，中满呕吐者忌之。多食动风，脾反受病。"因此对于此类患者导师多原方去大枣。

二、半夏泻心汤证之舌苔、脉象

半夏泻心汤之证多为脾胃病，在病机反映上，舌苔相对于脉象更为直观、迅速，临床中脉象则较为复杂多变，有时不能如实地反映证候的转变，从而不能更好地为临床辨证提供指导，半夏泻心汤证中常见的证型有：偏于湿热者，以苔黄、口苦、嘈杂、吞酸为主要临床特征；偏于寒湿者，以苔白、怕凉、腹痛、下利为主要临床特征；胃热脾寒者，临床既有苔黄、口苦、吞酸的胃热证，又有腹痛、下利、畏寒的脾寒证；痰气痞者，多伴有恶心呕吐，大便稀溏，舌苔白腻，脉滑等症。例如偏于湿热者脉象当以濡数为主,而临床当中部分患者有明确的苔黄、口苦、嘈杂、吞酸等湿热征象,脉象却表现为迟缓,因此导师强调一定要综合分析患者的症状体征及舌苔脉象,以对症施药。

三、用党参或太子参代替人参

吉教授用半夏泻心汤,多用党参代替人参,一则半夏泻心汤所治之痞证,乃是脾胃中虚,客邪上逆,气机升降失司而致胃脘部痞满不适。人参大补元气,为温补峻烈之品,是峻补五脏阳气之药,救逆固脱,药力强而持久,常用于急危重患者之气虚欲脱之证;而党参药力不及人参且不持久,为平补和缓之品,滋养强壮,扶正祛邪,为滋养脾胃之要药,多用于慢性虚弱性疾患。故这里补益脾胃之气用党参即可达到药效。二是《伤寒论》中的人参,据考证可能就是现在所指的党参,《名医别录》在人参项载:"如人形有神,生上党及辽东。"后世本草称之为上党人参,古时上党产人参是肯定的。后上党人参至汉代已基本灭绝,正如《本草从新》,谓:"按古本草云:参须上党者佳,今真党参久已难得……"此处真党参即是五加科人参,后人遂用其他形态类似人参的伪品充之,并沿用了"上党人参"的名称,故上党人参应是人参和党参的统称,最初冒名顶替,而后直到清代党参才逐渐独立为新的药材品种。况《伤寒论》里面人参的剂量大多在二三两左右,正是说明了不可能是五加科人参,而是温补力量较弱的党参。

而对于部分辨证偏热者,吉教授多用太子参代替,太子参甘,微苦,性平,认为其相对于党参来说偏于凉性,故可用太子参来补益脾胃。

四、半夏、附子可同时用

吉教授在临床加减中如有偏于脾肾阳虚者,在以半夏泻心汤为主方中加用制附子6~10g,并且是半夏、附子同时用,认为只要辨证准确,虽半夏附子相反,二者同用是安全的,但是初始剂量宜偏小,可根据情况逐渐加量,另外,二者同用是有据可考的,《中华人民共和国药典》在川乌、制川乌、草乌、制草乌与附子条下指出:附子不宜与半夏同用,是源于《神农本草经》的乌头反半夏之说,但书中的诸药制使篇中将附子与乌头并列，在乌头制使条下明确记载反半夏，而半夏条下亦记载反乌头，而同篇的附子条下却没有记载反半夏，并没有将附子与半夏作为相反的配伍看待，《本草纲目》中亦是如此，而历代医家也多有应用，最早见于《金匮要略》，其在"腹满寒疝宿食病篇"所列附子粳米汤即是附子半夏同用，以达到温阳散寒、化浊燥湿、降逆和胃之功。

五、半夏的运用

肿瘤放化疗后的大多数患者可出现恶心、呕吐等消化道症状，在处方时吉教授认为半夏在其中起了多重作用，首先是止吐，这里要用制半夏，因为生半夏可致吐，而制半夏可止吐，《名医别录》讲半夏"生令人吐，熟令人下"，赵永娟、吉中强等研究证实了生半夏"生令人呕吐"的观点，同时证实了姜半夏在水貂呕吐模型中通过中枢抑制机制发挥止呕作用，而且半夏还具有抗肿瘤的作用，赵永娟、王蕾等证明半夏提取物半夏多糖可能通过诱导肿瘤细胞凋亡产生抗癌作用，因此对于此类患者在运用半夏泻心汤时可根据情况适当加重半夏的用量。

吉教授认为在临床用药时，辨证准确是最重要的，同时要注意体会各药的作用，要善于总结、领悟，这样在处方时才会取得好的疗效。

（陈卫星）

吉中强教授诊治虚劳（恶性肿瘤）学术经验

虚劳，是以五脏虚损为主要临床表现的多种慢性虚弱证候的总称。恶性肿瘤由于其恶性消耗性，患者除了特有症状外，常伴有乏力、疲惫的主观感受，尤其是放化疗后的患者症状极为常见。中医常诊断为虚劳。吉教授早年留学日本，进行了消化道肿瘤方面的研究，曾经成立了肿瘤肾病防治中心，对肿瘤的综合治疗有丰富的经验。

一、病因病机认识

多种原因均可导致虚劳。禀赋薄弱、后天失养、外感内伤、久病不愈等等多种因素作用于人体，引起脏腑气血阴阳的亏虚，日久不复而成为虚劳。症见神疲体倦，心悸气短，面容憔悴，自汗盗汗，或五心烦热，或畏寒肢冷，脉虚无力等。中医对肿瘤多认为是本虚标实证，气血阴阳虚损为本，湿、痰、瘀、肿块为标。

二、证治

吉中强教授重视人体正气，"正气存内，邪不可干"，所以不论肿瘤治疗的任何阶段，正气的保护极为重要。气，与人体正常生理功能相关，气的异常必然导致生理功能的失常，包括免疫功能。西医治疗以放化疗为治疗手段，取得了进展，但不良反应大，他主张在配合西医放化疗的同时，配合中医中药培补正气，减毒增效。吉教授特别重视肿瘤患者气的调摄，认为中药不能一味地抗肿瘤，着眼于局部，而应该着眼于全身，气虚的补气，气滞的调气，通过对人体阴阳气血平衡的调节，恢复人体自身的免疫力，起到抗肿瘤的效果。中药还应立足于减轻放化疗带来的副作用，改善患者的生存质量，延长带瘤生存期。治疗以扶正祛邪为治疗大法。

三、典型病例

病例 1

段某，男 56 岁，2014 年 9 月 17 日初诊。胃癌手术后 9 个月。患者 9 个月前因呕血 3 天于某医院住院治疗，入院诊断：上消化道出血、十二指肠壶腹部溃疡出血、胃癌，后转入普外科手术治疗胃癌，术后行化疗 6 周期。现症见体力欠佳，纳少，无反酸、胃灼热、呕血，时有饭后腹胀，眠差，无黑便。舌略黯，有齿痕，苔薄白，脉弦细。2005 年左下肢胫骨骨折。中医诊断：虚劳，证候诊断：气虚血瘀。西医诊断：胃癌术后化疗后，治以补气健脾，佐以活血化瘀。方以香砂六君子汤加减。方药如下：生晒参6 g，白术 9 g，云苓 30 g，黄芪 15 g，姜半夏 9 g，薏苡仁 30 g，猪苓 9 g，木香 9 g，砂仁 9 g，莪术 9 g，海螵蛸 9 g，山慈菇 9 g，甘草 9 g，三七粉 3 g（冲）。7 剂，水煎服，日 1 剂，水煎 2 次，合药液 400 mL，早晚分两次饭后温服。

2014 年 9 月 24 日复诊，服药后体力尚可。大便干，日 1 次，纳少，食欲一般，眠可，小便调。舌略黯，有齿痕，苔薄白，脉弦细。上方改黄芪 30 g，薏苡仁 45 g，继服 14 剂。

2014 年 10 月 8 日复诊，服药后诸症缓解，无明显不适，纳眠可，二便调。舌略黯，有齿痕，苔薄白，脉弦细。继服 14 剂。

［心得体会］患者半年前因上消化道出血而出现呕血 3 天，经手术治疗后出血虽止，但血气已伤，气随血脱，而出现体力欠佳等以气虚为主的表现，气虚则津液运化失司，津液内停而出现血瘀。方中重用生晒参为君，生晒参是很好的补药，能够大补元气，补益脾肺，生津止渴，宁神益智，能调节神经、心血管及内分泌系统，促进机体物质代谢及蛋白质和 RNA、DNA 的合成。黄芪加强补气作用，共奏补气健脾之功；茯苓、猪苓、薏苡仁健脾利水渗湿，现代研究具有抗肿瘤作用；莪术、三七粉以活血生血，软坚散结。患者年龄较大，各脏器功能开始衰退，加之之前血气耗伤，故治疗上以补气健脾为主，脾气渐旺，食欲增加，则血自生。

病例 2

张某，女，46 岁，2015 年 9 月 17 日初诊。发现子宫内膜癌，行"子宫卵巢切除术"后 12 个月。症见体力尚可，怕冷，情绪波动后出现胸闷、心烦，口干口苦，四肢发凉，头晕头痛，眼干，眼涩，纳可，眠差，大便先干后稀，小便可，舌质黯红，苔薄黄，脉弦细。中医诊断：癌病，证候诊断：气阳不足，痰阻血瘀；西医诊断：子宫内膜癌术后。治以温阳补气，活血化痰通络，方以真武汤合半夏白术天麻汤加减。方药如下：桂枝 9 g，附子 9 g，党参 15 g，黄芪 45 g，茯苓 30 g，猪苓 15 g，薏苡仁 60 g，姜半夏 9 g，白术 15 g，天麻 9 g，青皮 9 g，陈皮 9 g，莪术 9 g，枸杞 9 g，防风 9 g，远志 15 g，半枝莲 15 g，三七粉 3 g（冲），白花蛇舌草 15 g，甘草 9 g，7 剂，水煎服，日 1 剂，水煎 2 次，合药液 400 mL，早晚分两次饭后温服。

2015 年 9 月 24 日复诊，头痛头晕减轻，仍有怕冷，情绪波动后出现胸闷、心烦，口干口苦，四肢发凉，上方加知母 9 g，柴胡 9 g，黄芩 9 g，继服 14 剂。

[心得体会] 患者子宫内膜癌术后，症见怕冷、心烦，口干口苦，四肢发凉，头晕头痛，眼干，眼涩，结合舌脉，证属"气阳不足，痰阻血瘀"，处方以温阳补气，活血化痰通络为主，方用真武汤合半夏白术天麻汤加减。桂枝、附子、党参、黄芪温阳益气，茯苓、猪苓、薏苡仁利湿化痰。加用白花蛇舌草、半枝莲抗癌治疗。党参、黄芪、茯苓、猪苓、薏苡仁均有增强免疫，抗肿瘤作用。复诊：心烦，口干口苦，患者患病后，心理压力较大，肝失疏泄，故应调肝理气，加柴胡9g，黄芩9g，与方中半夏、党参、甘草组成小柴胡汤以调和少阳。组方不离经方，用药兼顾现代药理研究。

（纪文岩）